GUIDE PRATIQUE ET MÉTHODIQUE

DE

L'ÉTUDIANT EN MÉDECINE.

Paris. — Imp. de Éd. Bautruche, rue de la Harpe, 90.

GUIDE PRATIQUE ET MÉTHODIQUE

DE

L'ÉTUDIANT EN MÉDECINE

OU

CONSEILS AUX ÉLÈVES

Sur la direction qu'ils doivent donner à leurs études

SUIVI DES

RÉGLEMENTS UNIVERSITAIRES RELATIFS AUX ÉTUDES MÉDICALES
DANS LES FACULTÉS, LES ÉCOLES PRÉPARATOIRES,
LES HOPITAUX MILITAIRES ET DE LA MARINE.

PAR

Edmond LANGLEBERT,

DOCTEUR EN MÉDECINE.

Il n'est pas plus permis à un médecin d'être
ignorant qu'à un soldat d'être lâche.
(SERRES.)

PARIS,

CHEZ JULES MASSON, LIBRAIRE,

26, RUE DE L'ANCIENNE-COMÉDIE.

ET CHEZ TOUS LES LIBRAIRES.

1848

1847

Les auteurs qui jusqu'alors ont publié
des ouvrages de cette nature se sont bor-
nés à reproduire simplement les lois, sta-
tuts, ordonnances, etc., concernant l'é-
tude de la médecine ; et cela sans ordre,
sans méthode, sans critique. Il en est ré-
sulté que, loin d'atteindre leur but, c'est-
à-dire de *guider* les élèves dans les déda-
les bureaucratiques des Facultés, ils n'ont
fait qu'augmenter leurs incertitudes en

leur mettant sous les yeux des livres où se trouvaient placés pêle-mêle des règlements surannés et tombés en désuétude, avec les ordonnances nouvelles actuellement en vigueur.

Mais dans l'hypothèse où les défauts que je signale n'existeraient pas, où ces livres seraient ordonnés avec intelligence, ils ne répondraient point encore aux exigences de leur titre ; car ce qu'il faut à l'élève pour diriger ses pas dans la carrière, c'est bien moins la connaissance des règlements administratifs, qu'au besoin il peut prendre partout ailleurs, qu'une appréciation indépendante et juste des choses et des hommes avec lesquels il va se trouver tous les jours en contact. Ce qu'il lui faut, ce sont des *conseils* pratiques sur la direction qu'il doit donner à ses études, sur les cours qu'il doit suivre, les cliniques qu'il doit fréquenter, les livres qu'il doit lire, en un mot, sur la marche qu'il doit imprimer à ses travaux, pour parvenir heureusement au résultat qu'il se propose. C'est une vérité vulgaire, en effet, que les plus généreux efforts, l'application la plus soutenue, les intentions les meilleures avortent fréquemment s'ils manquent de la méthode qui est pour l'intelligence ce que le levier est pour les forces physiques.

Cette vérité s'applique surtout à l'étude de la médecine.

Dans ce vaste répertoire de presque toutes les connaissances humaines, dans cette science une et multiple à la fois, hérissée partout de difficultés sans nombre, au milieu d'un enseignement hétérogène comme celui de nos Facultés, de cette multitude de cours, de cliniques, de ces amphithéâtres trop souvent transformés en arènes où viennent se heurter les doctrines les plus opposées, où s'agitent les passions des hommes autant que les intérêts de la science, comment l'élève pourra-t-il, dans son inexpérience, distinguer ce qui lui convient de ce qu'il faut éviter, choisir la route qu'il doit suivre, la parcourir sans toucher aux écueils, pour arriver enfin à remplir dignement les obligations qu'il a contractées envers lui-même et envers la société ?

Que l'on ajoute à ces difficultés les exigences, tous les jours plus grandes, des examens, pour lesquels l'élève doit non seulement connaître la science générale, mais encore les opinions individuelles de tel ou tel professeur, se servir de telle ou telle nomenclature, parler tel ou tel langage, avoir telle ou telle opinion, etc., selon les examinateurs que le sort lui impose, et l'on comprendra toute l'importance d'une bonne méthode dans une si périlleuse étude.

Je serais loin de me plaindre des exigences des examens, si ceux-ci donnaient à la société les garanties qu'elle est en droit d'attendre des hommes qui vont être investis de la redoutable mission du médecin ; mais, hélas ! combien sont illusoires ces garanties, malgré la sévérité apparente avec laquelle se font ces épreuves ! Que signifient, en réalité, celles-ci, si ce n'est trop souvent une chance favorable, une heureuse mémoire et des connaissances superficielles, acquises *à coups* de manuels, en quelques jours !

Mais l'examen est passé, on a conquis son diplôme, le but est atteint... Attendez, jeune docteur, le jour où le premier de vos malades viendra frapper à votre porte et mettre à l'épreuve la science que vous rapportez de Paris. C'est alors que vous entendrez cette grande voix de la conscience vous demander le compte de vos connaissances, et peser votre mérite. C'est alors aussi que commencera pour vous, si vous êtes homme de cœur, cette série interminable de déceptions, d'incertitudes, de tâtonnements, de craintes réelles ou imaginaires, qui vous feront déplorer bien amèrement votre indigence scientifique.

Ce n'est donc pas le diplôme qui fait le médecin. Le grade qu'il confère est un vain titre qui peut protéger l'ignorance comme le savoir. Ce qui fait le médecin, c'est la science pratique, acquise au prix de longs et rudes labeurs : au lit du malade, par l'observation de la nature ; dans le cabinet, par la lecture des bons livres.

Il y a deux manières d'observer, dit M. Munaret : par soi et par les autres, dans le présent et jusque dans les profondeurs du passé : — étude clinique et lecture.

Ces deux éléments de l'instruction médicale, sagement combinés, non-seulement conduiront l'élève, par la voie la plus sûre, au doctorat, mais ce qui est mieux encore, devançant pour lui l'âge de l'expérience, en feront, au sortir de l'école, un praticien habile.

En critiquant, comme je viens de le faire, les examens de la Faculté, en accusant celle-ci de produire beaucoup de docteurs et peu de médecins, je n'ai pas voulu attaquer les bases de son enseignement. Bien que manquant d'unité, bien que dépourvue de cet ensemble qui seul peut en assurer la force, l'école de Paris brille entre toutes et par les hommes éminents qui la dirigent, et par les ressources immenses dont elle dispose. Mais en présence de ces chaires officielles où viennent s'asseoir les savants les plus illustres, de ces cliniques dirigées par les praticiens les plus distingués, de cette école pratique, où se sont formés nos professeurs actuels, où viennent encore prendre la parole de jeunes hommes riches d'avenir; à la vue de ces hôpitaux, source intarissable d'instruction, de ces musées, de ces collections, de ces bibliothèques ouvertes à la jeunesse studieuse, qui peut s'empêcher de regretter que ces richesses ne profitent réellement qu'à un si petit nombre, soit par le manque d'une bonne direction donnée aux études, soit aussi, il faut le dire, par l'indolence coupable de certains élèves, qui trop souvent oublient ce qu'ils doivent à eux-mêmes, à leur famille et à la société?

Un nouveau système d'examens vient d'être établi par le ministre de l'instruction publique, dans le but évident de forcer les élèves au travail, en les obligeant à se présenter à la fin de chaque année devant la Faculté, pour y subir une épreuve sur les matières qui ont fait l'objet de l'enseignement de cette année. Ce règlement, inspiré sans doute par de bonnes intentions, longuement élaboré, nous dit-on, est-il capable de remédier au mal? Je

crains bien que le temps ne nous révèle
son impuissance. Ce qu'il fallait pour assurer la force des études, pour en fixer le
but, en un mot pour faire des médecins,
ce qu'avait indiqué le congrès médical,
composé de praticiens ayant fait par eux-
mêmes l'expérience de ces choses, c'était
bien moins cette surabondance d'examens
théoriques dont la mémoire et les manuels
pourront toujours faire les frais, que des
épreuves solides, essentiellement *prati-*
ques, donnant la véritable mesure de l'intelligence et du travail des élèves, et ga-
rantissant à la société des hommes dignes
en tous points de la mission qui leur est
confiée. Là seulement était le progrès.
Avec vos nouveaux examens, vous créez
des entraves inutiles sans augmenter la
valeur des études.

Quand de toutes parts on voit la science
descendre de ses hautes régions spécula-
tives aux applications journalières de la

pratique ; quand on la voit, s'humanisant pour ainsi dire, chercher tout ce qui peut soulager et élargir la vie matérielle de l'homme ; quand la Faculté des sciences elle-même, voulant répondre aux tendances de notre époque, demande, par l'organe de son illustre doyen, que des chaires nouvelles, exclusivement destinées à l'industrie, et que des examens correspondants lui soient donnés pour constater l'aptitude pratique de ses élèves, comment la médecine, ou plutôt l'enseignement médical, dans les épreuves qu'il fait subir aux siens, reste-t-il en dehors de cette généreuse impulsion ?

Je m'arrête ; j'ai jeté mon grain de sable sur la route du progrès, en signalant à grands traits quelques-uns des nombreux abus dont le temps fera justice. Je laisse à de plus habiles que moi le soin de les analyser dans leurs détails et d'en indiquer les remèdes.

Il ne me reste plus, acceptant les choses comme elles sont, qu'à donner aux élèves quelques conseils que je crois utiles. Non loin encore du temps où j'écoutais avec eux la parole de nos maîtres, où je partageais leur existence à la fois soucieuse et enjouée, et n'ayant point depuis interrompu mes rapports avec eux, grâce aux exigences de mon enseignement, je crois connaître d'autant mieux leurs besoins moraux que je les ai tous éprouvés moi-même.

Je sens toutefois la gravité de cette tâche, et en même temps toute ma faiblesse pour la remplir. Mais si mes forces me font défaut, mon cœur, au moins, n'y faillira point. En parlant aux étudiants, je m'adresse à des amis de longue date. Puissé-je donc, réalisant mes intentions, parvenir à diminuer les difficultés qui les attendent au début de leur carrière, rendre leurs travaux moins pénibles et plus fructueux, les *guider*, en un mot, comme il convient, vers le but qu'ils veulent atteindre.

J'ai divisé ce livre en deux parties : dans la première, j'ai tracé la marche à suivre pour étudier chaque examen, à partir du *baccalauréat ès-sciences*, inclusivement, jusqu'au *doctorat;* indiquant les cours officiels ou particuliers que l'élève doit fréquenter, les livres qu'il doit lire, etc. J'ai, de plus, ajouté à chacune de ces indications une appréciation aussi exacte que possible des hommes et des choses qu'elle comporte. Je l'ai fait en conscience ; et si je me suis trompé dans mes jugements, c'est que l'erreur est malheureusement une des infirmités de l'esprit humain. Car j'écris sans passion, avec le seul désir d'être utile et de dire la vérité : *Amicus Plato, sed magis amica veritas.*

Dans la seconde partie, j'ai reproduit, en les mettant en ordre, tous les règlements et ordonnances relatifs à l'étude de la médecine, et actuellement en vigueur.

Ce livre est donc un guide *scientifique* et *bureaucratique* à la fois, destiné à conduire l'élève du secrétariat où il s'inscrit, à l'amphithéâtre où il s'instruit.

GUIDE PRATIQUE

DE

L'ÉTUDIANT EN MÉDECINE.

LIVRE PREMIER.

CHAPITRE PREMIER.

DES DISPOSITIONS DE L'ESPRIT ET DES QUALITÉS MORALES NÉ-
CESSAIRES POUR ÉTUDIER ET PRATIQUER LA MÉDECINE.

> Le médecin et la sagesse sont inséparables.
> (HIPPOCRATE.)
>
> L'ignorance est un crime lorsqu'il
> s'agit de la vie et de la santé des hommes.
> (BUCHAN.)

« Il y a dans l'esprit humain deux forces très-distinctes, dit madame de Staël ; l'une inspire le besoin de croire, l'autre celui d'examiner. »

Cette pensée résume on ne peut plus heureusement les deux conditions indispensables à l'étude et à la pratique de la médecine : la croyance et l'examen, la foi et la raison. Pour bien étudier l'art de guérir, il faut premièrement y croire, il faut en sentir toute l'importance, il faut l'aimer, comme la plus noble et la plus utile des professions. Il y a une foi religieuse, il y a une foi politique, il faut une foi médicale; non pas cependant une foi aveugle, qui croit parce qu'elle croit, mais une foi intelligente qu'éclaire le flambeau de la raison et que vient épurer l'esprit d'examen. Si vous n'êtes pas animé de cette foi vive et sincère, si vous ne croyez pas à la médecine, si vous l'appelez, comme les incrédules du monde, un art conjectural, une chimère, n'embrassez point cette profession, prenez une autre carrière, car vous ne feriez qu'un vil métier de ce qui doit être un sacerdoce.

Mais écoutons M. Réveillé-Parise, dont la voix éloquente a si heureusement rendu cette vérité :

« Pour connaître et approfondir cette belle partie des connaissances humaines, dit-il, pour mesurer ses problêmes, pour apprécier ses ressources et ses difficultés, pour en suivre la marche, comprendre le sens des idées acquises et des idées nouvelles, des principes vieillis et des principes qui germent, pour contribuer soi-même au progrès, il faut une croyance pleine et entière ; la foi est la racine même de la science ; sans cette même foi, sans l'ardeur et l'enthousiasme, sans le mal sacré de l'art, je vous le dis, rien ne vous sera révélé des secrets de cette science sublime. Il en est de même pour la pratique. La médecine, cet apostolat de l'humanité, ne peut faire le bien que par une sage confiance dans ses efforts ; elle exige du savoir et de l'esprit, mais aussi du cœur et de l'âme. Si vous la regardez comme une chimère et une superstition ; si vous ne croyez ni à ses dogmes ni à ses préceptes, ni à ses bienfaits ; si en l'exerçant vous n'avez pas le sentiment toujours présent d'un devoir et d'une mission, comment en comprendrez-vous les obligations, les nécessités, les scrupules ? dès-lors, que faut-il penser de votre masque, de vos paroles et de vos promesses ! Renoncez donc à la considération due à cette noble profession , ou bien vous n'êtes qu'un histrion , et de l'espèce la plus misérable. »

La médecine est un art auquel on arrive par le chemin de la science. Il ne suffit pas seulement d'y croire ; il faut encore , pour la bien étudier, se sentir entraîné vers elle par une véritable vocation , par un goût en quelque sorte inné : je dirais presque, en modifiant la pensée du poëte : *Nascuntur medici.* Cette heureuse disposition de l'esprit, ce mal sacré de l'art , comme l'appelle si justement l'auteur que je viens de citer, pourra seule vous faire triompher des difficultés dont cette étude est remplie , et vous mettre à la hauteur des sacrifices et des travaux qu'elle exige.

Malheureusement on étudie la médecine de nos

jours pour se faire *un état*, pour se créer *une position*, comme on dit ; on s'engage dans la carrière sans avoir consulté ses forces ; il faut bien faire quelque chose ; toutes les routes sont encombrées... va pour la médecine !... Oh ! que de déceptions, que de regrets amers vous vous créez dans l'avenir, vous qui, sans vocation, sans goût, sans amour, vous jetez dans cette voie périlleuse ! Aussi la médecine va-t-elle chaque jour perdant la considération qui faisait son orgueil et sa force ; elle que les anciens avaient divinisée , sacrifie aujourd'hui sur l'autel du veau d'or ! ce n'est plus, trop souvent hélas ! qu'un vil trafic de visites et de consultations , que de faux confrères , abdiquant toute dignité, se disputent entre eux, avec une rage famélique et une mauvaise foi sans exemple. Oh ! comme dit M. Munaret, si le praticien de Cos, qui refusa dédaigneusement les dons d'un roi de Perse , revenait parmi nous , que de brocanteurs éhontés il chasserait du temple !...

Voilà où nous conduit cet orgueil inconsidéré, cette manie ambitieuse qui nous pousse vers les carrières dites *libérales*, sans autre vocation que la soif de l'or, que le désir d'arriver. Si vous ajoutez à tous ces guérisseurs diplômés cette foule toujours croissante de charlatans sans titre qui, favorisés par une législation insuffisante , viennent dresser leurs tréteaux jusqu'au seuil de nos demeures, peut-être, en présence de cette triste réalité, hésiterez-vous à prendre une profession qui vous prépare tant de cruels soucis, si vous manquez plus tard du savoir-faire qui, mieux que le savoir, assurera vos succès dans le monde.

Ainsi, d'un côté, sacrifices immenses, études sévères, difficiles, travaux énervants, et de l'autre, position précaire, mal rétribuée, dévouement sans fin qui n'a trop souvent pour récompense que l'ingratitude des hommes et les angoisses du besoin.... Voilà le tableau hélas trop vrai de la vie du médecin qui veut rester honnête homme. *Luxe et indigence, habit noir et misère*, telle est la désolante antithèse qui résume l'existence d'un grand nombre de nos jeunes confrères au sortir des écoles. Heureux ceux qui peuvent vaincre le sort, qui parviennent, comme on dit, sans abaisser leur conscience! « Vous seriez étonnés, disait M. Gibert aux membres assemblés de l'*association* de prévoyance des médecins de Paris, s'il m'était permis de vous révéler les noms de médecins honorablement connus qui ont laissé après eux une femme et des enfants dans la détresse! triste exemple des difficultés, des incertitudes et des dangers de notre profession! »

Jetons un voile sur toutes ces misères; ne glaçons point, par cette froide et triste réalité, les illusions heureuses et les rêves dorés de la jeunesse ; le réveil viendra toujours trop tôt ! J'ai voulu toutefois faire comprendre aux élèves qu'une vocation bien arrêtée doit seule les engager à embrasser la profession médicale ; mais que, s'ils ont fait de cette carrière une matière de spéculation pour l'avenir, ils se détrompent et n'attendent pas que l'expérience vienne briser leurs folles espérances.

Mais la seule vocation pour la médecine ne suffit pas pour faire le médecin vraiment digne de ce nom : il faut encore qu'il possède au plus haut degré toutes les qualités morales qui distinguent l'honnête homme.

« Pour peu que l'on considère la médecine dans ses rapports avec la société, dit M. Cruveilhier, on comprendra qu'aucune profession n'impose des devoirs plus rigoureux et plus multipliés. Son ministère a cela de spécial et d'honorable à la fois, qu'il exige toutes les qualités de l'esprit et du cœur. Dépositaire de la vie de ses semblables, il doit être versé dans la connaissance de tout ce qui peut conserver la santé et guérir les maladies. Comment, s'il n'est pas honnête homme dans toute l'acception de ce mot, remplira-t-il la mission de confiance et de délicatesse à laquelle il est appelé ? Le médecin doit donc être homme de science et honnête homme. »

Les qualités morales du médecin ont été divinement exposées par Hippocrate dans ce passage remarquable :

« Le médecin et la sagesse sont inséparables : la médecine met en pratique tous les préceptes de la sagesse, le mépris de l'argent, la modération, la décence, la modestie, la probité, la douceur, l'affabilité, la gravité, la juste appréciation des choses de la vie, l'éloignement de toute crainte superstitieuse, le respect pour la divinité, vers laquelle la médecine ramène sans cesse. »

Je voudrais que cet évangile de la science fût gravé au frontispice de nos écoles, pour que la pensée des élèves, sans cesse ramenée vers ces graves paroles, ne pût jamais les oublier. Elles seules pourront plus tard le prémunir contre les décevantes tentations du lucre, sauvegarder sa conscience dans de mauvais jours et élever son âme au niveau des exigences de sa profession. L'amour du bien, la pratique journalière de toutes les vertus, le sentiment d'une âme droite, voilà qui vous consolera bien souvent de l'indifférence des hommes et vous rendra fort contre les éventualités de l'avenir.

Il faut encore que votre instruction réponde aux qualités de votre âme. Vous devez à la confiance publique des connaissances aussi profondes que variées. « Il n'y a aucune science, aucun métier, dit Swédiaur en parlant de la médecine, où il soit moins permis, où il soit plus dangereux d'être médiocre. » Il n'est pas plus permis à un médecin d'être ignorant qu'à un soldat d'être lâche, disait M. Serres en ouvrant le congrès médical.

Méditez sur ces paroles aussi belles que justes, et puissent-elles vous inspirer l'amour du travail sans lequel vous ne seriez jamais qu'un obscur et dangereux médicastre !

CHAPITRE II.

DE LA MÉTHODE GÉNÉRALE QUE L'ON DOIT SUIVRE DANS
L'ÉTUDE DE LA MÉDECINE.

La méthode est à l'intelligence ce que le levier est aux forces physiques. Qu'on me donne un levier et un point d'appui, disait Archimède, et je soulèverai le monde. Qu'on donne à l'esprit une bonne méthode, et avec son point d'appui, qui est le travail, il décuplera sa puissance.

Il faudrait une expérience plus longue que la mienne et un grand nombre de pages, pour exposer d'une manière complète la méthode générale que l'on doit appliquer à l'étude des sciences d'observation et de la médecine en particulier. Dans l'impuissance où je suis de traiter à fond un pareil sujet, je me contenterai de donner ici quelques préceptes dont j'ai reconnu depuis longtemps l'utilité.

La médecine, ai-je dit, est un art auquel on arrive par le chemin de la science. L'art, ce sens divinatoire, cette vaticination galénique, ce coup d'œil médical, en un mot, résulte d'une exquise impressionnabilité qui, en présence de la douleur, nous fait pour ainsi dire deviner sa cause et toucher son remède, c'est une inspiration qui doit être éclairée par la science et rectifiée par l'étude. Aussi, les anciens, observateurs si profonds, ont-ils fait Esculape fils d'Apollon, c'est-à-dire la médecine fille du génie poétique et de la raison.

La science, au contraire, formée de tous les faits particuliers et généraux observés directement ou découverts par l'induction, est calme comme la nature, dont elle est le miroir, et froide comme la logique qui en est le principe. L'art exige de la sagacité, une imagination vive, un coup d'œil prompt, un jugement solide, une main sûre ; la science ne demande que du travail, de la persévérance, une bonne mémoire et du raisonnement. Celle-ci peut se transmettre de génération en génération, d'individu à individu, par les livres et par la parole; celui-là dépendant exclusivement des qualités propres au praticien qui l'exerce, se personnifiant en lui pour ainsi dire, ne peut être l'héritage de personne. Dupuytren, dans ses leçons, enseignait à ses disciples les principes de son art et les données de la science sur lesquelles il reposait ; mais ce qu'il ne pouvait leur communiquer, c'était cette exquise aptitude à saisir un diagnostic, la promptitude et la sûreté de son jugement, son habileté opératoire, qui firent de lui le plus grand chirurgien des temps modernes.

L'art est donc inné; mais il doit être fécondé par le travail. Le feu sacré de l'inspiration s'éteint s'il n'est alimenté par l'étude ; les plus belles facultés languissent et meurent si elles ne sont cultivées par la science.

J'ai dit que celle ci se transmettait par les livres et par la parole ; c'est donc dans la lecture et dans la fréquentation des cours que l'élève doit puiser son instruction. Examinons quelle méthode il doit suivre dans ce double but.

Je crains cet homme qui n'a lu qu'un livre, disait un philosophe ancien : *Timeo virum unius libri ;* parole qui fait sentir vivement cette vérité, que l'esprit doit sa force bien moins à une lecture abondante qu'à une lecture choisie et bien faite. Le corps se nourrit de ce qu'il digère et non de ce qu'il mange : il en est de même de la pensée, qui ne profite que de ce qu'elle recueille par la méditation.

On doit donc s'attacher non seulement à bien lire, mais encore à bien choisir ses lectures, dernière condition difficile à réaliser, à cause du nombre immense de livres offerts à l'esprit.

La presse médicale est aujourd'hui d'une fécondité sans pareille. Tous les jours, c'est une *monographie,* un *résumé,* un *précis,* un *traité* nouveaux qui, sous une couverture bleue, rose ou jaune, contenant les titres réels ou imaginaires de leurs auteurs, viennent figurer à l'étalage de nos libraires. Mais, à en juger par la valeur de ces livres, cette fécondité n'est qu'apparente et annonce bien moins les progrès de la science que sa pauvreté et le mépris qu'on en fait. On écrit maintenant un livre comme on pose une affiche, non pour faire triompher une idée ou développer un principe, mais pour se faire connaître, pour attirer sur soi l'attention du public ou la faveur des grands. Ce n'est plus la noble passion de l'art qui stimule nos auteurs; mais l'ardente convoitise, la soif de l'or, la manie des distinctions, en un mot, l'amour de soi, qui, mieux que l'amour de la science, excite leur enthousiasme.

Il n'est pas de si petit docteur qui, lauréat ou non, échappé naguère de l'hôpital où il fut ancien interne, nous dit-il, ne veuille sacrifier à cette manie d'un jour, à cette fièvre d'écrire. Aussi que de tristes mécomptes, que de déceptions attendent ces transfuges de la science, et pour quelques livres qui surnagent, combien sont engloutis en quelques heures et pour toujours dans le gouffre profond de l'oubli.

Cependant, au milieu de cette multitude de livres aussi pauvres par le fond que défectueux par la forme, apparaissent quelques ouvrages composés pour l'instruction de la jeunesse et l'avancement de la science par des hommes sérieux et dignes de leur mission. Sans parler ici des livres anciens, œuvres impérissables du génie, la littérature médicale s'est enrichie de nos jours de plusieurs traités assez remarquables. Mais tout en rendant justice à ces ouvrages, je ne puis m'empêcher de leur adresser le reproche qui déjà leur a été fait par des gens de goût, celui de manquer absolument de style. La plupart sont mal écrits, diffus, prolixes ; remplis de mots inutiles et d'un verbiage phraseologique qui annoncent sinon la décadence de l'art de guérir, au moins celle de l'art d'écrire parmi les médecins. Ces défauts sont d'autant plus fâcheux que la science médicale a besoin plus que tout autre des charmes du langage pour tempérer l'aridité de son étude. — « **Sans le style, il est impossible qu'il y ait un seul bon ouvrage en aucun genre. Le style rend singulières les choses les plus communes, fortifie les plus faibles, donne de la grandeur aux plus simples.** » (Voltaire, *Dictionnaire philosophique.*)

Le principal mérite d'un livre didactique, c'est la clarté dans les idées et la pureté dans l'expression. Sans cette double condition , les idées les plus saisissantes , les faits les plus frappants n'entreront que difficilement dans l'esprit et n'y laisseront qu'un souvenir confus. Le style est comme le vêtement de la science ; si vous aimez celle-ci et si vous voulez la faire aimer, cherchez donc à la parer de votre mieux ; cachez son front sévère sous le prestige de la forme, et faites que, sans cesser d'être grave et sérieuse, elle nous attire et nous séduise.

Un second reproche que j'adresserai à ces ouvrages, c'est d'être généralement trop longs. Les bonnes idées qu'ils renferment, noyées au milieu d'une foule de détails superflus, sont souvent perdues pour le lecteur, dont l'attention mal dirigée se porte sur les points de minime importance au détriment de ceux qu'il devrait méditer et retenir. Je pense donc que cette abondance est plutôt nuisible qu'utile, et que nos auteurs devraient faire des livres plus courts, en employant le temps qu'ils économiseraient alors à les mieux écrire.

« Si l'on parcourt les bibliothèques, disait Bacon, on sera d'abord frappé d'admiration à la vue de cette immensité de livres de toute espèce qu'on y a entassés ; puis, venant à regarder ces livres de plus près, à bien examiner et les sujets qu'on y traite et la manière dont ils sont traités, en un mot, tout leur contenu, on sera frappé d'étonnement en sens contraire, en s'assurant par soi-même que tous ces volumes se réduisent à d'éternelles répétitions des mêmes pensées ; et en voyant les hommes dire et redire, faire et refaire toujours les mêmes choses, de l'admiration qu'excitait au premier coup d'œil cette apparente abondance, l'on passera à un étonnement plus grand encore à la vue de l'indigence réelle qu'elle couvre, et l'on sentira enfin combien est pauvre et misérable cette prétendue science qui jusqu'ici a occupé les esprits, et s'en est comme emparée. » (*Novum organum*, lib. I.)

Trois cent mille volumes à peu près composent aujourd'hui la bibliothèque médicale. Oh ! dit M. Munaret, auteur que j'aime à citer tant à cause de son esprit que de son indépendance, que de papier noirci pour quelques vérités qu'un in-32 pourrait contenir, si un autre Hippocrate venait les réduire en aphorismes !...

Que le nombre ne vous effraie donc pas. « Paris, dit Voltaire, contient sept cent mille hommes, on ne peut vivre avec tous, on choisit trois ou quatre amis. » Choisissez donc vos livres, et plus heureux que Socrate, vous pourrez dire: Si ma bibliothèque est encore plus petite que la maison du Sage, elle est au moins remplie d'amis véritables.

Je vous indiquerai plus loin les noms et les demeures de ces véritables amis, qui, comme le dit Montaigne, vous costoyeront tout votre cours et vous assisteront partout ; vous consoleront en la vieillesse et en la solitude ; vous deschargeront du poids d'une oysifveté ennuyeuse, émousseront les poinctures de la douleur, et surtout, ce que n'avait pas prévu l'auteur des *Essais...* vous aideront à passer vos examens. — Mais il importe avant tout que vous appreniez à les lire.

Il y a des livres qui, comme les romans, ne demandent que des yeux, et peuvent se passer d'une attention soutenue ; l'imagination seule est excitée par leur lecture. Mais tels ne sont pas les livres de la science, à moins cependant que vous ne tombiez sur un de ces romans médicaux que leurs auteurs voudraient faire prendre au sérieux, mais dont vous devez seulement parcourir les premières pages, rire et passer outre. Les vrais ouvrages scientifiques, au contraire, doivent être longuement médités; il faut que la réflexion accompagne chacune de leurs pages, et que la mémoire s'efforce d'en garder le souvenir.

« Il y a des livres dont il faut seulement goûter, d'autres qu'il faut dévorer, d'autres enfin, mais en petit nombre, qu'il faut pour ainsi dire mâcher et digérer. Je veux dire qu'il y a des livres dont il ne faut lire que certaines parties, d'autres qu'il faut lire tout entiers, mais rapidement et sans les éplucher; enfin, un petit nombre d'autres qu'il faut lire et relire avec une extrême application. (Bacon, *Essais de morale et de politique.*) » Je vous dirai plus loin les livres que vous devez *goûter*, ceux que vous devez *dévorer*, ceux enfin que vous devez *mâcher et digérer*. Malheureusement la mastication et la digestion en seront quelquefois bien pénibles; mais ce sera moins la faute de ces ouvrages que celle de la science, difficile maîtresse qui n'accorde ses faveurs qu'au prix des plus rudes et des plus laborieux travaux.

La mémoire, si puissante qu'elle soit, ne sau-

rait tout emmagasiner, si l'art ne lui vient en
aide ; il lui faut des jalons, des points de repère,
des cases préparées en quelque sorte pour recevoir les objets qu'on lui présente. Je suis peu
partisan, toutefois, de ces méthodes mnémo-
techniques qu'on vient nous prôner chaque jour ;
je pense que c'est là un jeu puéril, bon seulement à nous surcharger la tête de mots, au grand
détriment de l'idée. La mémoire repose sur une
autre faculté de l'âme que les psychologistes ont
désignée sous le nom d'*association des idées*,
faculté qui, enchaînant les pensées et les faits
dans un ordre logique ou arbitraire, les groupe
de telle façon dans l'esprit, que le souvenir des
uns rappelle infailliblement le souvenir des autres. Ce qu'il importe donc de retenir en étudiant
un livre, c'est le sens général dans lequel il est
conçu, ainsi que les idées dominantes qui s'y
trouvent développées. Les faits sur lesquels s'ap-
puient ces idées viendront ensuite se grouper
d'eux-mêmes autour de chacune d'elles, et l'esprit les retiendra ou plutôt les retrouvera sans
peine, aussi facilement qu'il retient ou retrouve
les conséquences d'un principe connu. Ainsi,
pour ne citer qu'un exemple, quand on a bien
compris le sens de la médication narcotique,
quand on en sait les lois, les applications générales et les effets, le moindre effort suffit pour
retenir les faits particuliers qui se rattachent à

l'action sur l'homme sain ou sur l'homme malade de chacune des espèces narcotiques, opium, belladone, jusquiame, etc. C'est encore en vertu de la même disposition d'esprit, qu'en botanique on ne connaîtra les espèces qu'à la condition de connaître les genres, et ceux-ci lorsqu'on saura les familles, etc. Ce n'est donc, en résumé, que dans un rigoureux et logique accord des idées et des faits que la mémoire puisera sa force. Ces principes, d'ailleurs, recevront leur sanction dans les méthodes particulières que nous indiquerons bientôt pour l'étude de chacune des sciences dont la médecine se compose.

Ayez toujours en lisant un crayon et du papier à votre disposition pour prendre des notes. «Nous ne lisons jamais sans but, dit Zimmermann, pourvu qu'en lisant nous ayons toujours une plume ou un crayon à la main, et que nous prenions note des idées neuves ou cherchions de nouveaux faits à l'appui de celles qui sont déjà connues.» Pline l'Ancien employait cette méthode : *Liber legebatur; adnotabat excerpebat que*, nous dit Pline le jeune, dans une lettre charmante, où il nous raconte l'emploi que son oncle faisait de son temps. L'historien Gibbon, si célèbre par son érudition, nous apprend lui-même que, chaque soir, il écrivait sur un registre un résumé de ses lectures du jour : excellent moyen, non-seulement de conserver pour l'avenir les fruits quotidiens du travail, mais encore de fortifier la mémoire.

Le calme de l'esprit est aussi nécessaire que le silence du cabinet pour la lecture d'un livre scientifique. Si quelquefois *la folle du logis* vient vous rendre visite et troubler vos méditations, chassez l'importune au plus vite ; car si vous abandonnez votre âme à ses capricieuses rêveries, aucun travail ne vous profitera. Il faut, pour que la pensée soit forte, que nulle influence étrangère n'en contrarie l'action.

Mais, par une de ces contradictions si fréquentes dans ce monde, la jeunesse, cet âge des passions ardentes, des entraînements irréfléchis, est aussi celui où l'homme est condamné à ces études froides et sévères qui, pour être bien faites, demandent la liberté entière de l'esprit et la tranquillité parfaite des sens. C'est un malheur pour la science sans doute, qui vient ainsi se heurter contre toutes les capricieuses résistances des imaginations de vingt ans ; mais c'est un bonheur pour la morale, qui trouve dans cette discipline intellectuelle le plus puissant auxiliaire contre les passions mauvaises. «Le gaing de notre estude, dit Montaigne, c'est en estre devenu meilleur et plus sage. » Que de fois, mes jeunes lecteurs, l'amour de l'étude, ou plus souvent encore..... la crainte d'un examen, n'ont-ils pas fermé votre oreille aux bruits lointains et excitants du plaisir qui venaient troubler vos veillées solitaires !

La soirée est pour l'étudiant en médecine le temps ordinairement consacré à la lecture ; mais comme il ne faut jamais oublier les exigences du corps, on ne doit point la trop prolonger. Le service des hôpitaux obligeant à se lever de bonne heure, il faut conséquemment se coucher tôt. « La nécessité du sommeil est indispensable, plus encore après les travaux de la tête qu'après ceux du corps » (Tissot). Huit heures de sommeil sont au moins nécessaires aux jeunes gens, malgré l'aphorisme de l'école de Salerne (1) pour réparer les forces épuisées par une journée laborieusement employée.

Evitez surtout de lire dans votre lit ; cette lecture, outre la fatigue qui en résulte, profite peu à l'esprit. « Je ne connais pas, dit Hufeland, de plus mauvaise habitude que celle d'étudier dans son lit et de s'endormir le livre à la main. » Enfin, n'oubliez jamais cette sentence hygiénique du sage Westley : *Se coucher de bonne heure, se lever de bonne heure, donne à l'homme santé, richesse et sagesse.*

On doit autant que possible se livrer à la lecture chez soi, si toutefois on a le courage de fer-

______

(1) Sex horas dormire sat est juvenique senique,
     Vix septem pigris, nulli concedimus octo.

mer sa porte aux visites importunes des oisifs qui promènent partout leur ennui et dérobent aux autres un temps précieux , dont ils ignorent la valeur. J'ai connu cependant des jeunes gens qui avaient besoin , pour étudier, de l'exemple, toujours présent sous leurs yeux, de gens livrés aux travaux de la pensée, et qui, pour cette raison, ne pouvaient travailler eux-mêmes que dans les cabinets de lecture ou les bibliothèques. Il me faut, disait l'un d'eux, dans son langage pittoresque, l'atmosphère scientifique d'une salle d'étude bien remplie de livres et de travailleurs, pour enchaîner mon esprit et mon corps à la lecture d'un ouvrage sérieux. Je conseille à ceux-ci de préférer les bibliothèques publiques aux cabinets de lecture. Les journaux et les brochures périodiques qu'on rencontre dans ces derniers, offrant à l'esprit une lecture attrayante et facile , lui causent des distractions et enlèvent trop souvent à l'étude un temps considérable. Malheureusement , soit par négligence, soit par suite d'un misérable calcul de librairie , on ne trouve pas toujours dans les bibliothèques, et dans celle de médecine en particulier, les éditions nouvelles des ouvrages classiques. Cela peut faire beaucoup de plaisir aux libraires et aux auteurs ; mais cela fait assurément beaucoup de tort aux élèves. J'ajouterai qu'il serait à désirer que les employés subalternes de ces établissements fussent plus obligeants et même plus polis envers le public. Je voudrais aussi que les bibliothécaires en chef missent plus d'empressement à donner aux lecteurs les renseignements bibliographiques qui leur sont demandés et remplissent en un mot leurs fonctions avec plus de zèle et d'exactitude. Mais il est convenu que ces emplois sont des sinécures à l'usage des gens qui trouvent commode d'émarger au budget en ne rien faisant.

La science transmise par la parole se grave mieux dans l'esprit que la science écrite. La voix du professeur, son geste, son regard, l'animation d'une assemblée nombreuse, tout concourt, en excitant les sens, à vivifier la pensée, à rendre sa communication plus prompte et plus libre. Donner de l'attrait aux théories les plus difficiles, de la clarté à ce qui est obscur, rendre agréable ce qui fatigue, attachant ce qui ennuie, faire toucher du doigt les vérités les plus abstraites, tenir suspendues pendant toute une leçon l'attention et la curiosité d'un auditoire, tels sont les heureux résultats d'un enseignement oral bien fait. Mais combien est petit le nombre des professeurs qui peuvent y prétendre, et pour quelques-uns qui les obtiennent, combien échouent dans cette tâche périlleuse! Que de professeurs, au contraire, rendent obscur ce qui est clair, fatigant ce qui amuse, ennuyeux ce qui pourrait plaire!

Si un style élégant et pur est nécessaire à un

livre de science, l'éloquence, ou au moins une diction claire et facile est aussi indispensable à un professeur. Malheureusement, cette qualité n'est pas toujours un corollaire du savoir, ainsi qu'il est facile de s'en convaincre en assistant aux cours de nos facultés. Car dans le choix d'un professeur, soit par concours, soit par décision ministérielle, on s'attache bien plus à ce qu'il sait, qu'à ce qu'il est capable d'enseigner, à son érudition, qu'à son talent oratoire : heureux encore quand d'autres considérations étrangères à la science ne l'emportent pas sur celles-ci ! Mais, dira-t-on, il faut bien récompenser le mérite, encourager le travail....... Sans doute, et c'est là toute justice : mais doit-on pour cela oublier l'intérêt des élèves pour qui ces chaires sont établies ? Faut-il pour rémunérer la science au profit de quelques-uns, sacrifier l'enseignement au détriment de tous ?

Toutefois, ces réflexions générales ne s'appliquent pas actuellement à la Faculté de médecine de Paris ; car, ainsi que je l'ai dit dans la préface de ce livre, cette Faculté est riche en hommes de savoir et de talents, dignes en tous points de leur mission. Si quelques professeurs, préoccupés seulement de leurs intérêts propres, escamotent au profit de leur réputation l'enseignement qui leur est confié ; s'ils font de leur amphithéâtre ou de leur clinique un bazar de néologismes, où ils ex-

posent et racontent au public ébahi *leurs* découvertes, *leurs* travaux, *leurs* inventions, *leurs*
instruments, *leur* nomenclature, *leurs* idées,
leurs doctrines, *leurs* rêves, *leurs*, etc., etc...,
affectant le plus profond mépris pour tout ce qui
ne vient pas d'*eux*; si d'autres, livrés tout entiers
aux soins d'une nombreuse et riche clientelle,
négligent leurs devoirs et n'apportent dans leur
chaire que la tiédeur, le dégoût et l'ennui, ce sont
là quelques exceptions malheureuses que j'aurais
voulu passer sous silence, si je ne m'étais imposé
avant tout d'être vrai.

Mais, comme je l'ai dit encore, l'enseignement
de la Faculté, malgré le mérite incontestable des
hommes qui le dirigent, et les ressources immenses dont il dispose, ne donne aux élèves qu'une
instruction insuffisante, ce qui tient à un défaut
complet de discipline et d'ensemble. C'est à tort
que je me suis servi quelque part de ces mots:
Ecole de Paris. Il n'y a point d'école de Paris;
car, pour faire une école, il faut une doctrine, une
devise, un drapeau. Il faut qu'un lien puissant
unisse entre elles toutes les parties de l'enseignement, et qu'une même impulsion les dirige vers
un même but. Au lieu de cela, que voyons-nous
ici? L'enseignement le plus hétérogène, le plus
décousu qui fut jamais; les doctrines les plus
opposées, les idées, les croyances les plus contrai-
res se combattre jusque dans le même hôpital,

dans la même chaire! Or, que voulez-vous qu'apprenne l'élève inexpérimenté, ballotté sans cesse entre les opinions les plus contradictoires? Quel fruit voulez-vous qu'il retire de cet enseignement, si ce n'est le doute et l'incertitude? Je le répète, il n'y a point d'école de Paris : il y a dans la Faculté des hommes d'un savoir éminent, des individualités brillantes, des talents de premier ordre, mais qui, marchant isolément dans des voies distinctes, manquent de cette union qui seule fait la force.

Un reproche que je dois encore adresser à plusieurs professeurs de la Faculté, c'est d'assimiler leurs chaires à celles du muséum ou du collége de France, en n'embrassant dans leurs cours que des points de vue spéciaux et fort restreints de la science qui devrait y être traitée dans son ensemble. C'est ainsi, par exemple, que, dans le cours de pathologie générale, une année entière sera consacrée à exposer les altérations pathologiques du sang ou tout autre fragment de cette science ; que, dans le cours de physique, on ne s'occupera que de la chaleur et de l'électricité; dans le cours d'anatomie, que de la myologie ou de la splanchnologie, etc. Il en résulte que l'enseignement, fort intéressant sans doute pour des savants, profite peu aux élèves, qui ont besoin bien moins de hautes et transcendantes considérations sur telle ou telle partie de la science, que de connaissances pratiques, solides et complètes. Il serait donc à désirer que ces professeurs, au risque de paraître moins savants, se rendissent plus utiles, en traitant en entier, dans chacun de leurs cours, la science dont l'enseignement leur est confié.

Heureusement qu'à côté de l'enseignement officiel de la Faculté, vient se placer, plus humble mais plus utile peut-être, l'enseignement particulier. Dirigé par de jeunes hommes pleins de talent et d'activité, cet enseignement rend à la science, aux élèves et à la Faculté elle-même, les plus grands services. Car, il faut bien le reconnaître, malgré les vingt-six professeurs de l'école et leur cortége d'agrégés, les études médicales à Paris seraient actuellement fort incomplètes, pour ne pas dire impossibles, si elles ne trouvaient dans l'enseignement libre leur plus puissant auxiliaire. C'est là un fait que personne ne contestera, et sur lequel je reviendrai d'ailleurs dans les chapitres suivants.

S'il importe qu'un élève choisisse ses livres, il n'est pas moins utile qu'il choisisse ses cours ; et de même qu'il doit savoir bien lire les premiers, il doit savoir bien suivre les seconds. Or, pour bien suivre un cours, il ne suffit pas seulement d'être exact et d'écouter attentivement le professeur ; il faut encore que l'on recueille par écrit sa parole, et que la pensée de l'élève, tout entière enchaînée à celle du maître, la suive, s'harmonise et s'identifie pour ainsi dire avec elle. Un cours

est un travail fait en commun, où l'un des travailleurs, plus expérimenté que les autres, leur
apporte les matériaux choisis et prêts à mettre en
œuvre. Car le professeur doit non-seulement communiquer ses propres idées à ses élèves, mais il
doit surtout chercher à en faire naître en eux ;
il doit stimuler leur intelligence, *leur donner à
penser*. Une leçon bien faite est pour ainsi dire un
dialogue sympathique entre celui qui parle et ceux
qui écoutent, dialogue où la pensée silencieuse
des uns répond aux paroles de l'autre.

Mais la tâche de l'élève ne finit pas avec celle
du maître : les notes qu'il a prises ne sont que les
éléments d'un nouveau travail auquel il doit se
livrer. Il faut que le même jour, autant que possible, il *étudie* la leçon qui lui a été faite ; qu'il
compare ce qui est écrit dans les livres avec ce
qu'il a entendu, et en rédige les points importants. C'est le seul moyen de profiter réellement
d'un cours ; sans ce travail, la mémoire laisse
bientôt échapper les paroles du professeur ou n'en
conserve que des traces douteuses et fugitives.

Il me resterait encore à parler ici de la méthode
qu'il convient de suivre dans les dissections anatomiques et dans les études cliniques : mais je ne
pourrai traiter ce sujet qu'un peu plus loin, attendu que les considérations auxquelles je devrais
me livrer exigent la connaissance de certains détails
qui ne peuvent trouver place dans ce chapitre.

CHAPITRE III.

COUP D'OEIL SUR L'ENSEMBLE DES ÉTUDES MÉDICALES.

Connaissance de l'homme sain et de l'homme malade pour arriver à celle des moyens propres à le maintenir en santé ou à guérir ses maladies, tel est le but des études médicales.

Mais pour arriver à ce but, le plus noble et le plus utile de tous ceux que l'homme puisse se proposer, longue est la route qu'il faut parcourir, nombreux sont les obstacles qu'il faut vaincre, grands sont les efforts qu'il faut tenter !

L'homme est en rapport avec tout ce qui l'environne. Si par son génie il commande en maître aux éléments dont il asservit les forces à ses besoins, esclave à son tour, il en subit fatalement l'action. Doué de l'organisation la plus élevée, mais aussi la plus altérable, sa vie, comme l'a dit si poétiquement Bichat, est une lutte plus ou moins longue qu'il soutient contre les agents du monde extérieur et contre toutes les causes morbifiques dont la source est en lui. Il faut donc, pour connaître l'homme au point de vue de la médecine, non-seulement étudier ses organes et leurs mystérieuses fonctions, mais encore tous les êtres de la nature, pondérables ou impondérables, bruts ou vivants, avec lesquels il est en relation et dont il doit tantôt éviter l'action dangereuse, tantôt rechercher l'influence salutaire. De là, la multiplicité des études que le médecin doit faire et la nécessité pour lui d'aborder presque toutes les sciences d'observation.

Celles-ci se divisent en trois grandes séries : sciences *physiques*, sciences *naturelles* et sciences *médicales*.

Les sciences physiques comprennent l'étude des corps inorganiques considérés au point de vue de leurs effets dynamiques et des lois immuables qui les régissent. Ce sont : l'*astronomie*, la *physique* proprement dite, la *météorologie* et la *chimie*.

Les sciences naturelles embrassent l'étude des trois règnes, en y comprenant l'homme considéré seulement sous le point de vue de son histoire naturelle. Ce sont : la *zoologie*, la *botanique*, la *minéralogie* et la *géologie*.

Les sciences médicales comprennent l'étude de l'homme dans l'état normal et dans l'état anormal, ainsi que la connaissance des *applications* de toutes les autres sciences à l'art de guérir. Ce sont : l'*anatomie*, la *physiologie*, l'*hygiène*, la *pathologie* et la *thérapeutique*.

Voici d'ailleurs le programme officiel de toutes

les sciences qui composent l'enseignement de la
Faculté de médecine de Paris.

Anatomie.	Pathologie médicale.
Physiologie.	Pathologie et Thérapeuti-
Chimie médicale.	que générales.
Physique médicale.	Opérations et appareils.
Histoire naturelle.	Thérapeutique et Matière
Pharmacologie.	médicale.
Hygiène.	Médecine légale.
Pathologie chirurgicale.	Accouchements.

D'après les règlements de l'école, ces quatorze
sciences ou spécialités scientifiques doivent être
étudiées par les élèves en quatre années, de la
manière suivante :

Première année.

SEMESTRE D'HIVER.	SEMESTRE D'ÉTÉ.
	Histoire naturelle.
	Physique.
Anatomie et dissections.	Pharmacie et Chimie orga-
Chimie médicale.	nique.
	Physiologie.
	Visites dans les hôpitaux
	pour la petite chirurgie.

Seconde année.

Anatomie et dissections.	Physiologie.
Pathologie générale.	Pathologie et Clinique ex-
Pathologie et Clinique ex-	ternes.
ternes.	Pathologie interne.

Troisième année.

Dissections.	Pathologie et Clinique in-
Pathologie et Clinique ex-	ternes.
ternes.	Médecine opératoire.
Pathologie interne.	Accouchements.
Pathologie externe.	

Quatrième année.

Pathologie et clinique in-	Clinique d'accouchements.
ternes.	Anatomie pathologique.
Clinique d'accouchements.	Matière médicale et Théra-
Médecine légale.	peutique.
Clinique interne.	Hygiène.

Huit examens et une thèse, dont cinq, d'après un nouvel arrêté du 7 décembre 1846, doivent être subis après la seizième inscription, et trois à la fin de chacune des trois premières années d'études, se partagent ainsi les matières de l'enseignement :

EXAMENS DE RÉCEPTION.

1er EXAMEN.

Physique médicale, Histoire naturelle et Pharmacologie.

2e EXAMEN.

Anatomie et Physiologie.

3e EXAMEN.

Pathologie interne, Pathologie externe, Opérations et appareils.

4ᵉ EXAMEN.

MATIÈRE MÉDICALE, THÉRAPEUTIQUE, HYGIÈNE ET MÉDECINE LÉGALE.

5ᵉ EXAMEN.

CLINIQUE INTERNE, CLINIQUE EXTERNE ET ACCOUCHEMENTS.

———

EXAMENS DE FIN D'ANNÉE.

1ᵉʳ EXAMEN.

PHYSIQUE, CHIMIE ET HISTOIRE NATURELLE.

2ᵉ EXAMEN.

ANATOMIE ET PHYSIOLOGIE.

3ᵉ EXAMEN.

PATHOLOGIE INTERNE ET EXTERNE.

Tel est l'inventaire général des sciences que le médecin doit connaître. On comprend avec quelle facilité l'élève peut se tromper et faire fausse route, s'il marche au hasard dans cette longue série d'études, s'il parcourt sans méthode cette vaste encyclopédie. Il importe donc qu'il suive un ordre régulier et surtout logique dans la succession de ses travaux. Celui que la Faculté a déterminé ne me paraît pas remplir en tous points cette dernière condition. Je ne vois pas, en effet, dans ce programme, cette graduation scientifique, cette marche du connu à l'inconnu nécessaires pour assurer la force et le progrès des études. La chimie et l'anatomie doivent-elles précéder la physique? la pharmacologie doit-elle venir avant la pathologie? l'anatomie pathologique n'est-elle pas indispensable à la pathologie générale, à la pathologie interne et à la pathologie externe, et à ce titre, doit-elle être placée à la fin de la quatrième année, c'est-à-dire lorsque ces dernières sciences sont supposées connues?

Ce programme n'est donc pas rédigé avec toute l'intelligence qu'on serait en droit d'attendre d'un des premiers corps enseignants du royaume. Il est vrai de dire que la Faculté ne paraît pas y tenir beaucoup, et que les élèves s'en affranchissent le plus ordinairement. Mais alors il en résulte que leurs études, faites sans suite, sans régularité, sans ce lien logique qui rattache une science à une autre, restent souvent incomplètes et stériles.

Ce serait peut-être ici le lieu d'indiquer l'ordre méthodologique et la succession progressive des études médicales; mais je préfère ne traiter cette importante question qu'après avoir fait connaître dans les chapitres suivants les sciences dont la médecine se compose. Alors seulement je pourrai, dans un résumé général et synthétique, remédier convenablement à l'insuffisance du programme officiel.

Mais, pour embrasser la profession médicale, il faut que l'esprit y soit préparé longtemps à l'avance par de bonnes et fortes études littéraires. Sans cette condition préalable, non-seulement le médecin se trouvera au-dessous du rang social que lui assigne son titre, mais encore, privé des ressources que donne à la pensée l'éducation première, il rencontrera partout des obstacles qui paralyseront ses meilleures dispositions, des entraves souvent invincibles qui arrêteront l'essor de son intelligence.

Cette éducation du jeune âge est la base commune de toutes les études supérieures, la clef qui doit ouvrir à l'esprit les barrières du savoir, le flambeau qui doit éclairer les pas de tous ceux qui en parcourent les routes difficiles.

« Il faut, dit M. Dubois d'Amiens, que ceux qui se destinent aux sciences médicales, comme tous ceux qui se décident pour les professions dites savantes, se placent au premier rang dans la marche générale du perfectionnement social, dans cette marche qui entraîne si rapidement la société française ; car il y a honte aujourd'hui à se tenir en arrière des rangs épais et profonds qui s'avancent d'un pas ferme et égal dans ces routes humanitaires.

» Si l'instruction morale, en effet, est un puissant moyen de nivellement, si elle tend à rapprocher toutes les conditions de fortune et de naissance, n'établit-elle pas par elle-même une inégalité incontestable et indélébile ? Lorsque les formes du

langage et l'étroitesse des idées viennent à décé-
ler le manque d'éducation première, une distance immense ne semble-t-elle pas tout à coup
s'établir? distance dégradante, et qui se fait d'autant plus sentir, que, par la nature même de la
profession qu'on exerce, on avait donné de soi
une tout autre prévision.

» Mais ce n'est pas là ce qu'il y a de plus
grave dans le manque d'éducation première;
c'est bien plutôt, d'une part, l'irréparabilité de ce
défaut de culture, et, d'autre part, la stérilité
dont il frappe les meilleures dispositions, les plus
fortes volontés.

» Ce qui constitue, en effet, l'éducation première, l'éducation des colléges, n'est en quelque
sorte, pour le médecin, qu'une simple préparation
à d'autres études, ou plutôt, qu'on me passe cette
comparaison, qu'une première acquisition d'instruments intellectuels; instruments qui eux-
mêmes devront puissamment concourir aux acquisitions scientifiques spéciales.

» Il faut donc bien se pénétrer de cette idée,
que chaque objet d'étude dans l'éducation première est destiné à devenir plus tard un instrument
dont la privation s'est fait amèrement sentir à
plus d'un praticien dans le cours de sa carrière. »

Ces vérités, si éloquemment exprimées par
M. Dubois d'Amiens, ne sauraient être mises en
doute que par des hommes qui, dépourvus eux-

mêmes de toute instruction, feignent de mépriser ce qu'il ne leur a pas été donné d'acquérir, et dont ils envient en secret la possession chez les autres.

Je ne répéterai point ce qui a été dit avant moi par des hommes de la plus grave autorité, sur la nécessité des langues anciennes. Ce sont là de ces lieux communs sur lesquels tous les gens de bonne foi sont d'accord. Qui ne sait que la langue de Virgile et celle d'Homère ont servi à édifier la nôtre, dont il est, par conséquent, impossible de connaître l'étymologie des vocables et le génie des constructions, si l'on ignore ces idiomes antiques ? Qui ne sait encore que les plus beaux monuments de la science médicale sont écrits en ces langues, et sont en partie perdus pour ceux qui ne peuvent les lire que dans nos pâles et infidèles traductions ?

Mais il est un autre genre d'utilité qui ressort de l'étude des langues anciennes : c'est de fortifier les facultés de l'esprit en cultivant les qualités du cœur. L'intelligence, comme toutes les autres fonctions, se développe, s'étend et se rectifie par l'exercice. Or, quel exercice plus propre à ces résultats, que cette gymnastique de la pensée à laquelle on soumet les jeunes gens dans leurs études premières ? Quel moyen plus efficace que ces travaux journaliers de l'esprit pour faire naître en eux cette sagacité, cette pénétration, cette droiture de jugement si nécessaires dans l'étude des sciences? D'un autre côté, quels plus hauts enseignements de moralité, quels plus beaux exemples de toutes les vertus, quels sentiments plus élevés, plus patriotiques, que ceux qui brillent à chaque page des livres classiques de poésie et d'histoire dont ils doivent interpréter les textes? et par conséquent, quelle lecture, mieux que celle de ces livres, pourra féconder les qualités innées du cœur, initier les jeunes gens à la vie de citoyen, leur inspirer ces éternels principes de justice, d'honneur et de liberté qui ne doivent être étrangers à personne et encore moins au médecin?

J'en ai dit assez pour faire comprendre la nécessité d'une bonne éducation première chez le médecin; et si même je me suis étendu longuement sur ce sujet, c'est parce que, dans ces derniers temps, des hommes ont été assez aveugles pour frapper ces études de réprobation, pour se plaindre du temps qui leur est consacré dans les colléges, comme s'il était un moyen meilleur d'occuper l'activité de la jeunesse, de lui préparer le chemin de l'avenir, et d'armer son esprit pour la conquête ultérieure des sciences!

Mais cette instruction littéraire seule ne suffirait pas pour aborder de pied ferme les études médicales; il faut encore que l'élève soit pourvu de notions élémentaires sur les sciences exactes dont les procédés sont indispensables à l'étude de toutes les autres branches scientifiques. Je veux parler des mathématiques, qui forment le complément de l'éducation des colléges, et dont l'acquisition non-seulement fournit à l'intelligence de nouveaux instruments, mais encore, par la rigueur de la méthode, par la précision logique des déductions, fortifie le jugement et donne à l'esprit ces habitudes de justesse, d'ordre et de sévérité qui sont la première condition du succès dans la carrière scientifique.

De là l'obligation imposée par les Facultés de médecine aux élèves de se présenter à elles pourvus des deux diplômes de bachelier ès-lettres et de bachelier ès-sciences. J'aurais beaucoup à dire sur l'examen qui confère le premier de ces deux diplômes ; mais, dans la crainte de sortir de mon sujet, je me bornerai à parler de l'examen du baccalauréat ès-sciences physiques, ce que je ferai dans le chapitre suivant.

Cependant je ne terminerai point celui-ci sans exprimer le vœu déjà formé par le congrès médical, que l'enseignement de la Faculté soit complété par une chaire d'*histoire* et de *philosophie médicales*. Je ne saurais mieux faire, pour en exposer la nécessité, que de rapporter ici les raisons que donne à ce sujet M. Dézeimeris.

« *L'observation directe*, dit-il, est la véritable méthode d'étudier des sciences médicales partout où elle est applicable; pour le reste il n'y en a pas d'autres que l'observation reçue de ceux qui ont pu la faire directement, c'est-à-dire l'histoire.

» L'étendue relative du champ de ces deux méthodes varie selon la nature des sciences et selon la disposition des esprits qui les cultivent aux diverses époques.

» Il y a une portion considérable de la science médicale, et une plus grande encore de l'art de guérir, qui n'a d'autre base que l'histoire, et dont le degré de certitude se mesure uniquement sur le degré de perfection de cette histoire, laquelle est faite avec plus ou moins de critique, et d'une manière plus ou moins complète. Ainsi repousser l'histoire du nombre des études médicales, c'est anéantir une partie considérable de la science et de l'art.

» Il y a eu des époques où l'enseignement historique était presque le seul enseignement qu'on donnât en médecine, où l'histoire était la seule source où l'on cherchât à puiser la connaissance de la vérité. Content des notions acquises pendant les siècles écoulés, ou seulement durant quelques siècles, dans la période des Grecs et des Romains, on renonçait volontairement à faire un pas au delà de la limite qu'ils avaient atteinte. Par cette abnégation de toutes les facultés de leur entendement faite au profit de la mémoire, les savants des quinzième et seizième siècles condamnaient leurs travaux à une stérilité qui les a fait tomber dans le mépris.

» Ils avaient sacrifié l'observation à l'histoire ; ils ne furent que l'écho du passé. Dès que ce passé fut abordable pour tout le monde, on n'eut plus rien à leur demander, et l'on put s'avancer dans la voie du progrès sans remarquer désormais qu'ils y eussent laissé la moindre trace.

» D'un autre côté, l'enthousiasme qu'excitèrent les premières découvertes dues à l'étude directe de la nature et à l'application de la méthode expérimentale, jeta les esprits dans l'excès opposé. Absorbés tout entiers par l'étude des productions de la nature, par les recherches anatomiques, par l'observation des maladies dont les exemples se multipliaient incessamment sous leurs yeux, les médecins négligeaient tout le reste. Sacrifiant complétement l'histoire à l'observation, perdant les richesses du passé plus rapidement encore qu'ils ne faisaient de nouvelles acquisitions, ils renouvelèrent véritablement la fable des Danaïdes.

» Les médecins de notre siècle n'ont pas été exempts de ce travers. Naguère encore, sous la domination d'une doctrine qui se disait neuve et qui avait comme tant d'autres la prétention d'être vraie, on regardait comme parfaitement inutile de s'occuper d'autre chose que de ce qu'elle enseignait, et l'on tenait pour perdu tout le temps passé à étudier d'autres livres que ceux où elle était exposée ; la chute de cette doctrine a amené une réaction profonde dans les esprits. Il n'est pas un seul médecin comprenant les besoins de la science et de l'art qu'il cultive, qui ne reconnaisse la nécessité plus impérieuse et plus pressante que jamais de renouer avec le passé la chaîne des observations et des expériences, pour donner de plus larges bases aux principes scientifiques qui doivent en sortir, et plus de certitude aux préceptes de la pratique. Mais ce besoin si vivement senti, l'enseignement de nos Facultés de médecine, et celui de la plus riche d'entre elles, fournit-il les moyens de le satisfaire ? En l'absence d'un enseignement professoral, la littérature médicale fournit-elle seulement un guide qui facilite l'étude du passé à celui qui aurait le courage d'en braver les difficultés et se déterminerait à l'aborder par lui-même ? La réponse à ces questions n'est pas douteuse. Non, la partie historique de la science et de l'art n'est point enseignée dans les ouvrages classiques où les élèves en puisent les principes ; non, elle ne l'est pas, ni même dans le cours où on leur développe les principes ; elle ne l'est pas ni ne peut l'être. Ce ne serait pas trop d'une vie entière consacrée à ce genre d'études pour être en état de l'enseigner avec quelque succès.

« Il suit de ce qui précède que le développement historique de la médecine, prise dans son ensemble et dans chacune de ses parties, dans ses généralités et dans tous ceux de ses détails qui ont quelque importance, doit faire l'objet d'un enseignement à part. Il serait nécessaire de joindre à cet enseignement celui de la *bibliographie médicale*, qui, dans cette masse effrayante de livres dont se compose la littérature médicale, signale aux élèves ceux qui méritent d'arrêter particulièrement leur attention. »

Je n'ai rien à ajouter à ces paroles, si ce n'est le vœu que je forme pour l'accomplissement du désir qu'elles expriment ; mais, en attendant qu'il soit donné satisfaction à ce besoin de l'enseignement médical, je dois ici indiquer aux élèves les sources où ils pourront puiser en partie cette instruction si nécessaire que la Faculté leur refuse, c'est-à-dire les livres spéciaux consacrés à l'histoire de la médecine (1).

SPRENGEL. — Histoire de la médecine, depuis son origine jusqu'au XIXe siècle, avec l'Histoire des principales opérations chirurgicales, et une table générale des matières, traduite de l'allemand, par *Jourdan*; Paris, 1815-1820, 9 vol. in-8.

Répertoire trop volumineux pour être lu par des élèves dans son ensemble, mais très-utile pour des recherches spéciales.

---

(1) Tous les ouvrages indiqués dans ce Guide se trouvent chez A. Bouchard, libraire-éditeur, rue Racine, 1.

GASTÉ. — Abrégé de l'Histoire de la médecine, considérée comme science et comme art, dans ses progrès et dans son exercice, depuis son origine jusqu'au xix⁰ siècle ; Paris, 1835, in-8.

Sprengel en miniature.

DÉZEIMERIS, OLLIVIER et DELORME. — Dictionnaire historique de la médecine ancienne et moderne, ou Précis de l'histoire générale, technologique et littéraire de la médecine ; suivi de la Bibliothèque médicale du xix⁰ siècle, et d'un Répertoire bibliographique par ordre de matières ; Paris, 1828, 7 parties in-8.

Bon à consulter comme tous les dictionnaires bien faits.

DÉZEIMERIS. — Lettres sur l'histoire de la médecine et sur la nécessité de l'enseignement de cette science ; Paris, in-8.

Les paroles que je viens de citer sur la nécescessité d'un enseignement historique de la médecine sont extraits de cet ouvrage. C'est dire que j'en approuve et la forme et le fond. Toutefois, ces lettres s'adressent plutôt à des médecins qu'à des élèves.

P. V. RENOUARD. — Histoire de la médecine depuis son origine jusqu'au xix⁰ siècle. 2 vol. in-8, Paris, 1846.

Excellent ouvrage, dont je conseille la lecture, de préférence à celle de tous les autres, aux élèves et aux médecins.

MALGAIGNE. — Introduction aux œuvres d'Ambroise Paré.

Les plus belles pages qu'on ait écrites sur l'histoire de la chirurgie.

MONFALCON. — Précis de Bibliographie médicale; Paris, 1827, in-18.

Ouvrage fort utile et dont je recommande la deuxième table méthodique comme un guide précieux dans le choix des ouvrages nécessaires à l'étudiant en médecine et au médecin praticien. Malheureusement ce livre est déjà fort en arrière de notre époque si féconde en productions scientifiques. Il serait fort à désirer qu'on en fît une nouvelle édition mise en rapport avec l'état actuel de notre bibliographie. Je m'efforcerai dans le cours de cet ouvrage de combler cette lacune.

Tels sont les principaux ouvrages dans lesquels les élèves pourront étudier les vicissitudes de la médecine depuis son origine jusqu'à nous. Ils trouveront dans cet héritage des siècles, de grands et utiles enseignements. Ils verront comment s'est formée la noble science à laquelle ils se vouent, par quelle suite de travaux et d'efforts s'est élevé l'édifice médical; ils assisteront aux luttes ardentes des systèmes et des doctrines qui tour à tour ont régné dans les écoles; ils apprendront ce que firent les hommes qui s'illustrèrent avant eux dans la carrière qu'ils parcourent; et, dans cette contemplation du passé, ils trouveront un encouragement pour l'avenir !

Au moment de mettre sous presse, nous apprenons qu'un cours d'histoire de la médecine vient d'être ouvert au collége de France. Ce cours est confié à M. DAREMBERG, bibliothécaire de l'Académie de Médecine. L'intention de l'Université est évidemment de rendre cet enseignement durable par la création d'une nouvelle chaire dans ce collége, dont le personnel enseignant est déjà si nombreux. Nous demandons pourquoi on n'a pas choisi, pour l'établissement de cette chaire, la Faculté de médecine, et, dans ce dernier cas, s'il ne serait pas plus convenable et plus honorable en même temps pour le professeur, qu'elle fût donnée au concours plutôt que par faveur ministérielle !

CHAPITRE IV.

BACCALAURÉAT ÈS-SCIENCES PHYSIQUES. — PREMIER EXAMEN DU DOCTORAT. — PREMIER EXAMEN DE FIN D'ANNÉE. — MATHÉMATIQUES, PHYSIQUE, CHIMIE ET HISTOIRE NATURELLE.

Pour être admis à l'examen du baccalauréat ès-sciences, il faut justifier du titre de bachelier ès-lettres.

Cet examen a pour objet : l'arithmétique, la géométrie élémentaire, l'algèbre, comprenant les problèmes qui dépendent des équations du premier degré à une ou plusieurs inconnues, les machines simples et la partie des éléments de statique qui s'y rapportent, la physique, la chimie et l'histoire naturelle.

Le premier examen de médecine comprend : la physique, la chimie minérale et organique, l'histoire naturelle et la pharmacie. Le candidat doit répondre démonstrativement aux questions qui lui sont adressées sur les substances chimiques et les plantes médicinales.

En résumé, ces trois examens roulent sur le même objet : les sciences physiques et les sciences naturelles dites *accessoires* de la médecine. On voit, par ce luxe de précautions dont la Faculté s'est entourée pour s'assurer que les élèves ont

étudié ces matières, l'importance qu'a juste titre
elle y attache. Et pourtant, soit par le manque
de méthode dans l'étude ou dans l'enseignement
de ces sciences, soit par la tiédeur avec laquelle
les élèves, qui, en général, n'en comprennent pas
la nécessité, s'en occupent, la plupart sortent de
l'école avec des connaissances fort incomplètes ou
nulles sur ce point. Combien de docteurs savent,
je ne dirai pas parfaitement, mais même passa-
blement la physique, la chimie et l'histoire naturelle? Certes, il en est fort peu ; et, c'est là un
grand mal. Car, privé de ces notions, il est impossible que le médecin marche d'un pas assuré
dans sa carrière ; je dirai plus, il est impossible
qu'il possède suffisamment les sciences médicales
pour bien pratiquer son art ; en un mot, qu'il
soit à la hauteur de sa mission.

Comment, en effet, pourra-t-il mesurer
les rapports qui unissent l'homme au reste de
l'univers, les connexions étroites et multipliées
qui rattachent son existence à celle de tous les
êtres, et d'où résulte cette alternative mutuelle
d'action de la part du monde extérieur et de réaction de la part du monde vivant, s'il ignore les
lois éternelles qui régissent la matière brute et
organisée? Comment appréciera-t-il la part que
prennent aux phénomènes de la vie les forces
physiques et chimiques, si préalablement il n'en
sait les effets? Quelle connaissance enfin pourra-t-

il avoir des fonctions de l'organisme, telles que la respiration, la digestion, la circulation, etc., soit dans leur état normal, soit dans leurs conditions anormales ou pathologiques, s'il n'a point étudié les agents naturels qui en soutiennent ou peuvent en troubler l'action? D'un autre côté, c'est aux substances minérales ou organiques des trois règnes que l'homme malade demande des remèdes à ses souffrances. Or, comment le médecin pourra-t-il indiquer ces remèdes et les préparer avec sécurité sans le secours de l'histoire naturelle et de la chimie?

Toutes ces vérités sont tellement vulgaires que je me serais abstenu de les reproduire si, comme je l'ai dit en commençant, les sciences accessoires n'étaient beaucoup trop négligées par les élèves. Je ne saurais donc trop insister moi-même pour leur en faire sentir toute l'importance, et pour les exciter autant qu'il est en moi à l'étude de ces sciences qui sont comme le piédestal de toutes celles qu'ils devront plus tard acquérir. C'est donc par elles qu'il faut commencer les études médicales, et ce n'est pas trop de la première année pour cet indispensable travail.

Mais dans quel ordre et suivant quelle méthode doit-on faire cette étude? quelles sont les parties de ces sciences auxquelles il faut principalement s'attacher? quels sont les points de vue les plus favorables, quant à sa spécialité, sous lesquels doit les envisager le futur médecin? Ces questions sont très-importantes, car il est évident que le médecin ne peut être ni physicien, ni chimiste, ni naturaliste, mais qu'il doit seulement connaître de ces sciences ce qui lui est nécessaire pour la pratique de son art. Et, d'ailleurs, l'exiguité du temps qu'il peut y consacrer ne lui fait-il pas une loi de les étudier ainsi? Je vais répondre à toutes ces questions en traçant un tableau général de chacune de ces sciences préliminaires mise en rapport avec la médecine.

Et d'abord, avant d'entreprendre leur étude, il faut que l'esprit soit pourvu des instruments nécessaires pour en vaincre aisément les premières difficultés. Dans les sciences physiques, en effet, et même dans quelques-unes des sciences naturelles et médicales, nous aurons des évaluations à faire, des espaces, des temps, des volumes à mesurer, des forces à apprécier, des mouvements à calculer, des proportions à établir, en un mot, nous aurons à soumettre au nombre et à la mesure ce qui *est* dans l'espace et qui se *fait* dans le temps, les corps et leurs phénomènes, dualité qui est l'expression la plus générale de toute science. De là les applications des MATHÉMATHIQUES et de la STATIQUE.

J'ai dit que les mathématiques formaient le complément des études de collége. Mais la plupart des élèves qui se destinent à la médecine sortent

des établissements de l'instruction publique dépourvus de notions suffisantes de cette science
pour subir avec succès l'examen du baccalauréat
ès-sciences. Cela tient à ce que, dans les colléges,
les cours de mathématiques ne sont ordinairement
bien suivis que par les élèves qui se préparent à
concourir pour les écoles spéciales, tandis que les
autres négligent presque tous cette partie de l'enseignement universitaire. Il est donc nécessaire
que l'étudiant en médecine, avant d'aborder les
autres sciences, complète sous ce rapport son
instruction première.

Pour bien étudier ainsi que pour bien enseigner
les mathématiques, il faut non-seulement un jugement solide, un esprit sévère, une grande force
d'attention, mais il faut encore en avoir le goût et
en sentir l'importance. Cette science admirable est
la manifestation la plus évidente de la puissance de
l'esprit humain, soit qu'on la considère en elle-
même, soit qu'on l'étudie dans ses applications.
Partant d'un petit nombre de principes incontes-
tables ou axiomes, s'appuyant sur quelques idées
les plus générales de toutes, comme l'étendue, le
temps, l'espace, le nombre, notions premières
qu'elle ne peut définir en raison même de leur
simplicité, elle les envisage d'une manière abstraite, en pénètre la nature, et, par la seule
force du raisonnement, en découvre les merveil-
leuses propriétés.

Ces propriétés, une fois découvertes, trouvent leur réalisation dans les phénomènes physiques dont elles formulent les conditions présentes ou prévoient les manifestations futures. Ainsi, pour n'en citer qu'un exemple, l'expression des lois de la pesanteur universelle étant établie algébriquement, rien ne sera plus facile que d'en déterminer à l'avance, par le seul calcul, tous les effets possibles, et telle sera, dans ce cas, la puissance de l'analyse, qu'elle pourra, pénétrant jusque dans les profondeurs inconnues de l'espace, y découvrir un monde dont elle indiquera aux astronomes étonnés la position précise, la grandeur, la masse, la distance !

Malheureusement il est peu d'élèves qui étudient les mathématiques avec goût : le tableau noir, le morceau de craie et l'éponge, attributs indispensables de cette science, loin d'avoir pour eux de l'attrait, ne leur inspirent le plus ordinairement que de la répugnance. Cela tient à ce que ces vérités abstraites, formulées et démontrées indépendamment de tout phénomène sensible, fatiguent facilement l'esprit, qui, n'apercevant point encore où ce travail métaphysique le conduit, se dégoûte promptement d'une science dont il ne prévoit ni le but ni l'utilité prochaine. Cette vérité s'applique surtout aux élèves en médecine. A quoi bon tout cela ? disent-ils souvent. Que nous servira pour la pratique de la médecine, de savoir résoudre une équation, extraire une racine, inscrire un polygone?..... Et ils se prennent à maudire un examen qu'ils regardent comme une entrave inutile.

Il est donc essentiel de les désabuser sur ce point en leur faisant voir, au contraire, tout le parti qu'ils peuvent tirer de la connaissance des mathématiques, par des exemples bien choisis de leurs applications nombreuses aux sciences médicales. Il faudrait, pour cela, que l'enseignement en fût dirigé par des hommes versés eux-mêmes dans les sciences médicales; que la Faculté, par exemple, qui impose aux élèves l'obligation d'être bachelier ès-sciences, chargeât un de ses agrégés d'un cours de mathématiques qui fût en harmonie avec la médecine.

Les mathématiques, en effet, ne forment point pour nous un corps de science, mais seulement une préparation scientifique, une acquisition de procédés applicables plus tard à l'étude d'autres spécialités. Il importe donc de ne leur emprunter que les parties rigoureusement nécessaires à ces applications, en abandonnant le reste aux hommes qui font de cette science leur unique et constante occupation. C'est ce que les Facultés paraissent avoir compris, à en juger au moins par leur programme et par les questions que font ordinairement les examinateurs.

Envisagées sous ce point de vue pratique, les

mathématiques, je le répète, sont de la plus urgente nécessité pour les futurs médecins : « elles constituent, dit M. Dubois d'Amiens, l'instrument par excellence de toute recherche exacte ; sans elles on ne saurait faire des progrès dans aucune des branches élevées de la science... Comme il faut, ajoute cet auteur, pour arriver à l'étude de l'homme, passer par l'étude des sciences exactes qui, elles-mêmes, ne peuvent être bien comprises qu'à l'aide des mathématiques, il en résulte que celles-ci doivent être préalablement étudiées. »

Mais là ne se bornent pas les avantages de l'étude des mathématiques ; il ressort de cette gymnastique intellectuelle une utilité plus générale peut-être : c'est de former l'esprit et de fortifier la raison. Cette science rigoureuse accoutume à ne se pas contenter des apparences, à chercher des preuves solides, à ne se point arrêter tant que l'on peut douter avec la moindre vraisemblance, et à discerner ainsi les raisons convaincantes et démonstratives d'avec les simples probabilités ; en un mot, elle résume par excellence l'art de prouver et surtout de penser juste. Or, qui plus que le médecin a besoin de cette sévérité de jugement, de cette force de logique, de cette justesse d'esprit que donne l'étude des mathématiques ? Cette considération seule suffirait pour en justifier la nécessité.

Immédiatement après les mathématiques vient se placer, dans l'ordre des études que le médecin doit faire, la STATIQUE, qui n'est qu'une branche des premières, et dont la connaissance est indispensable pour l'explication de plusieurs fonctions de l'organisme humain. Cette science a pour objet les conditions auxquelles doivent satisfaire les corps pour être en repos ou en équilibre. Elle s'occupe en conséquence des *forces*, dont elle mesure les effets et calcule les rapports. Elle traite ensuite de la manière dont ces forces doivent être employées pour des travaux déterminés, c'est-à-dire des *machines* ou instruments destinés à placer celles-ci dans les meilleures conditions possible pour la production de leurs effets.

Cette science trouve de nombreuses applications en physiologie et en chirurgie. Comment, en effet, expliquer sans son secours tous les phénomènes de la locomotion, l'action des muscles, le jeu des articulations, la puissance des leviers que présente le squelette? comment se rendre compte, sans la connaissance de ses lois, de cette sage et admirable économie de forces et de mouvements dont notre organisation offre dans tous ses points l'exemple inimitable? D'un autre côté, quelle idée pourra-t-on se former du mécanisme des luxations, des fractures et d'une foule d'autres lésions traumatiques, ainsi que de l'emploi de tous les instruments et appareils que la chirurgie met en usage, si l'on ignore les principes de cette science, sur lesquels toutes ces notions reposent? La statique est donc une des matières qui doivent composer l'instruction de l'étudiant en médecine, et que pour cette raison on exige du candidat au baccalauréat ès-sciences physiques.

Mais, après avoir envisagé d'une manière *abstraite* l'espace et le temps, après avoir appris à mesurer l'étendue, à calculer les forces, à déterminer leurs effets, il faut passer à l'étude *positive* de ce qui *est* dans l'espace et de ce qui se *fait* dans le temps, c'est-à-dire à l'étude des corps et de leurs phénomènes, ainsi que je l'ai dit plus haut. En premier lieu, on s'attachera aux propriétés essentielles et les plus générales de la matière, comme l'étendue, l'impénétrabilité, la divisibilité, la porosité, la mobilité, etc., ainsi qu'aux grands faits dynamiques qui résultent de la pesanteur universelle, de la chaleur, de l'électricité, du magnétisme et de la lumière, dont on reconnaîtra expérimentalement les lois universelles. Ce sera l'objet de la PHYSIQUE proprement dite.

Puis, pénétrant plus profondément dans la nature intime de la matière, on étudiera les propriétés particulières de chaque corps, sa structure, sa forme, sa composition moléculaire; et, poursuivant ainsi l'analyse jusqu'à son dernier terme, on arrivera enfin aux *atomes*, dont on observera les actions mutuelles, les lois, les forces, les attractions électives, l'affinité, etc. Ce sera l'objet de la CHIMIE.

Mais, après cette double investigation, un nouveau spectacle, un nouveau monde, vont s'offrir à la pensée humaine. La matière, qui tout à l'heure encore était sous nos yeux inerte et passive, va revêtir de nouvelles formes, prendre de nouveaux caractères, obéir à de nouvelles lois, en un mot, elle va *s'organiser*. Elle va devenir le théâtre d'un nouveau phénomène, incompréhensible dans son essence, impénétrable dans sa cause, perceptible seulement dans ses effets : la VIE. L'étude des êtres dans lesquels ce phénomène se manifestera, végétaux et animaux, et dont l'homme est l'expression la plus élevée, cette étude, dis-je, envisagée au point de vue de l'organisation de ces êtres, des fonctions ou actes qu'ils accomplissent, de leurs formes, de leur origine, de leurs produits, de leurs habitudes, de leurs mœurs, de leur classification, etc., constituera l'HISTOIRE NATURELLE.

Telles sont les trois grandes sciences que l'étudiant en médecine doit connaître avant d'entrer dans sa spécialité. Après les avoir considérées d'une manière générale, reprenons chacune d'elles en particulier, et voyons de quelle utilité elles peuvent être au médecin, quelles applications il peut en faire à l'art de guérir ou aux sciences sur lesquelles cet art repose. Les détails dans lesquels je vais entrer compléteront ce que j'ai dit au commencement de ce chapitre, sur l'importance de ces études, et indiqueront en même temps aux élèves les parties de ces sciences qu'ils doivent s'efforcer d'acquérir.

Les sciences médicales auxquelles la PHYSIQUE fournira les plus nombreuses et les plus utiles applications sont la physiologie, la thérapeutique et l'hygiène. Ainsi, les lois de la *pesanteur* donneront les principes de la statique du corps humain ; elles apprendront à en déterminer les conditions d'équilibre dans ses diverses attitudes ; l'*hydrostatique* et l'*hydrodynamique* éclaireront un grand nombre de questions relatives à la circulation ; les propriétés des *fluides élastiques* feront connaître une partie du mécanisme de la respiration ; les lois de la *chaleur* feront comprendre les modes de production et de propagation de ce fluide dans l'économie ; elles fourniront à l'hygiène publique et privée des préceptes nombreux, à la thérapeutique de puissants modificateurs. Il en sera de même de l'*électricité* et du *galvanisme*. Enfin l'*acoustique* et l'*optique* donneront la théorie des deux plus belles fonctions de l'organisme, l'audition et la vision, et serviront à établir de précieux instruments, soit pour remédier aux infirmités des organes de l'ouïe et de la vue, soit pour en augmenter la puissance et étendre le champ de leurs investigations.

La CHIMIE MINÉRALE, et surtout la CHIMIE ORGANIQUE seront d'un plus puissant secours encore à la médecine; elles jetteront les plus vives lumières sur toutes les branches qui la composent. Ainsi, la physiologie y puisera l'explication des phénomènes les plus intimes de la respiration, de la digestion, de la nutrition ; la pathologie apprendra d'elles les modifications que subissent dans les maladies les fluides de l'organisme ; elle leur demandera la composition des produits anormaux qui se forment dans nos cavités et dans nos tissus, ainsi que leur mode de production ; la thérapeutique, la matière médicale et la pharmacie y trouveront les plus utiles renseignements sur l'emploi des médicaments, sur l'art de les préparer, de les formuler, etc.; la toxicologie, tantôt leur empruntera ses plus puissants antidotes, tantôt, conduite par l'analyse, ira rechercher jusque dans les profondeurs des organes le poison versé par une main coupable, et vengera la société en fournissant aux juges la preuve matérielle du crime.

L'HISTOIRE NATURELLE enfin sera le terme moyen, la transition la plus sûre qui conduira le futur médecin de l'étude des sciences physiques à celle des sciences médicales. En lui déroulant le tableau de l'organisation progressive des êtres, depuis la cellule vivante jusqu'aux animaux les plus compliqués, elle l'initiera aux merveilles de l'anatomie humaine. Elle lui fournira des points précieux de comparaison pour l'intelligence des fonctions de l'organisme, et plus tard, elle lui indiquera les substances salutaires avec lesquelles il soulagera les souffrances de ses semblables.

Il ne me reste plus, pour terminer ce que j'avais à dire sur les matières des trois examens inscrits en tête de ce chapitre, qu'à donner l'indication des sources où l'élève pourra puiser cette instruction. Ces sources sont de deux ordres : Les COURS et les LIVRES.

COURS.

Les cours se divisent en cours *officiels* et en cours *particuliers*. Les premiers sont ceux des Facultés de médecine, des sciences et du Muséum d'histoire naturelle ; les seconds appartiennent à l'enseignement libre qui, ainsi que je l'ai dit précédemment, complète si heureusement l'enseignement universitaire.

COURS OFFICIELS.

Ces cours sont fort nombreux et répondent largement aux besoins actuels de l'enseignement. Dans la revue que je vais en faire, j'indiquerai non-seulement les cours de la Faculté de médecine, mais encore ceux de la Faculté des sciences, du Collége de France et du Muséum que les élèves peuvent suivre avec fruit. Je les classe d'après leur objet, en examinant successivement les cours de chimie, les cours de physique et ceux d'histoire naturelle.

COURS DE CHIMIE.

FACULTÉ DE MÉDECINE.

Chimie médicale, **M. ORFILA**, professeur.

Ce cours est un des mieux faits et des plus suivis de tous ceux de la Faculté. Clarté et précision inimitables dans l'exposition des faits et des théories ; parole facile, expression toujours juste et pittoresque, animation dans le geste, voix vibrante, regard pénétrant, tout concourt à faire de M. Orfila le type, l'idéal du professeur. On reproche cependant à M. Orfila des redites trop fréquentes. Ce reproche est en apparence fondé ; M. Orfila, en effet, se répète très-souvent... Mais tel est le charme de son langage, que ces redites, fatigantes dans la bouche des autres, plaisent dans la sienne. D'ailleurs, ce prétendu défaut est une des qualités de ses leçons : M. Orfila n'oublie jamais que sa parole s'adresse à de jeunes intelligences, peu familières encore avec les difficultés de la science. Or, ce qu'ambitionne avant tout ce professeur, c'est de se faire comprendre. On croirait à l'entendre dire et redire de sa voix sonore les vérités de la science, qu'il cherche à les buriner, à les incruster, à les marteler en quelque sorte dans l'esprit de ses auditeurs. C'est là son art et sa force. Ajoutons pour compléter ce tableau, un zèle infatigable, une ardente sollicitude pour l'instruction de ses élèves et une justice pleine de bienveillance aux examens. Tel est M. Orfila. Il serait à désirer pour la science et pour les élèves que tous ses collègues cherchassent à l'imiter.

Chimie organique et pharmacie. **M. DUMAS**, professeur.

M. Dumas est certainement un professeur éloquent, un chimiste du premier ordre. Mais le cours qu'il fait à la Faculté s'adresse bien plus à des savants qu'à des élèves. Doué d'un esprit généralisateur, d'une imagination poétique, il plane trop souvent dans des régions inaccessibles à des jeunes gens qui ne connaissent point encore les éléments de la science. Ces considérations élevées sont fort belles, sans doute; elles charment, elles séduisent l'intelligence, mais instruisent peu, et ne peuvent convenir à des élèves qui ne demandent à cette science que des idées positives et des faits d'application. *Non est hic locus.*

Quant à la pharmacie, elle ne figure que sur l'affiche, ou dans un cours annexe insignifiant.

FACULTÉ DES SCIENCES.

Chimie générale. **MM. DUMAS et BALARD**, professeurs.

Ce que je viens de dire de M. Dumas, comme professeur à la Faculté de médecine, ne s'applique pas à M. Dumas, professeur à la Sorbonne. Ici, c'est la chimie minérale qu'il enseigne. Cette science positive, dont les lois sont rigoureusement établies, dont tous les faits sont prévus et calculés à l'avance, ne permet pas à l'imagination de s'égarer, comme cela est possible dans le chaos de la chimie organique. Les brillantes facultés de M. Dumas trouvent donc dans cet enseignement un théâtre où elles s'exercent au profit et à l'admiration de tous. Ce cours est un des plus fréquentés, et justifie pleinement l'empressement du public à le suivre.

M. Balard, qui, cette année, fait la première partie du cours, a su fixer dans son amphithéâtre tous les auditeurs habituels de son collègue. C'est dire que son enseignement est bien fait. Je reprocherai cependant à M. Balard d'apporter dans ses leçons un peu trop de sa vivacité méridionale. Du reste, c'est un très-habile professeur, dont le zèle est au niveau du savoir. M. Balard est de plus un très-bon et très-bienveillant examinateur, ce qui pour les élèves n'ôte rien à son mérite.

COURS DE PHYSIQUE.
FACULTÉ DE MÉDECINE.

Physique médicale. **M. GAVARRET**, professeur.

Le reproche que j'ai adressé d'une manière générale à quelques professeurs de la Faculté de médecine, d'assimiler leurs chaires à celle du Collége de France ou du Muséum, en ne traitant dans leurs cours qu'une partie fort restreinte de la science qui devrait, aux termes du programme, y être exposée entièrement, s'applique surtout à M. Gavarret. Ce professeur est sans doute un très-bon physicien et un mathématicien fort habile ; mais ce double mérite profite peu aux élèves. M. Gavarret ne termine jamais son cours, et oublie trop souvent que la clarté est la première qualité d'un professeur de science élémentaire. Son enseignement laisse donc malheureusement beaucoup à désirer. Si j'exprime ce regret avec tant de franchise, c'est parce que je sais que M. Gavarret pourra, quand il le voudra, faire de son cours un des meilleurs de l'école.

FACULTÉ DES SCIENCES.

Cours de physique expérimentale. **M. DESPRETZ**, professeur.

L'enseignement de M. Despretz se distingue par des qualités, sinon brillantes, au moins solides. M. Despretz, en effet, n'est par orateur ; il n'expérimente pas avec élégance ; en un mot, il n'a pas pour lui le prestige de la forme ; mais la sûreté de sa méthode et la solidité de son jugement, font de lui un des bons professeurs de la Sorbonne, et de son cours, un des plus fréquentés. M. Despretz est un examinateur consciencieux, mais quelquefois un peu trop sévère et trop brusque envers les candidats. Il a pour certaines questions une prédilection toute particulière. Je lui ai entendu dire qu'il accorderait sur-le-champ le diplôme de bachelier à tout élève qui lui répondrait bien sur les lois de la *pesanteur*, le *condensateur électrique* et sur la *loupe !* Avis aux candidats.

M. POUILLET, chargé de la seconde partie du cours, fait trop souvent regretter son absence.

COURS D'HISTOIRE NATURELLE

FACULTÉ DE MÉDECINE.

Cours d'histoire naturelle médicale. **M. RICHARD**, professeur.

Tout ce que j'ai dit de l'enseignement de M. Orfila s'applique à celui de M. Richard. Même précision dans le langage, même clarté dans les détails, même ordre, même mesure dans l'exposition. M. Richard possède une rare habileté pour résumer ses leçons. Ce langage aphoristique dans lequel il reprend chacune de ses démonstrations n'appartient qu'à lui. Il est bien regrettable que le temps ne permette pas à M. Richard de traiter dans son cours toutes les parties de l'histoire naturelle, et qu'il soit obligé de confier à d'autres l'enseignement de la zoologie. Pour être juste, je dois dire cependant que M. MARTINS, chargé cette année par la Faculté de cet enseignement, a fait un cours fort instructif et très-intéressant.

FACULTÉ DES SCIENCES.

Cours de zoologie, d'anatomie et de physiologie. M. MILNE-EDWARDS, professeur.

Excellente préparation aux études anatomiques spéciales que le médecin doit faire; l'étude de l'homme physique est vivement éclairée par celle de l'organisation des animaux. J'engage donc les élèves en médecine à suivre ce cours, fait d'ailleurs avec élégance et clarté.

Cours d'organographie végétale. M. AUGUSTE SAINT-HILAIRE, professeur, ordinairement suppléé par M. DE JUSSIEU.

Il y a de ces familles privilégiées dans lesquelles la science, comme un patrimoine héréditaire, se transmet de génération en génération et semble, pour ainsi dire, se personnifier en elles. Les noms qu'on vient de lire en sont un glorieux exemple.

Tous ceux qui veulent étudier profondément la science des végétaux doivent fréquenter ce cours.

ENSEIGNEMENT LIBRE.

COURS ET LEÇONS PARTICULIÈRES DE MATHÉMATIQUES, DE PHYSIQUE, DE CHIMIE ET D'HISTOIRE NATURELLE PRÉPARATOIRES AUX EXAMENS DE MÉDECINE ET AU BACCALAURÉAT ÈS-SCIENCES.

MM. LESUEUR, ROSELEUR et LANAUX; *manipulations chimiques*, 9, rue des Maçons-Sorbonne.

M. GENILLIEZ; *mathématiques*, 8, rue de Tournon.

MM. BONNIN; *baccalauréat ès-sciences*, 12, rue de Sorbonne.

M. ED. ROBIN; *chimie générale et physique*, 90, rue de la Harpe.

M. le docteur **ED. LANGLEBERT**; *baccalauréat ès-sciences, premiers examens de médecine*, 25, rue Saint-André-des-Arts.

MANIPULATIONS CHIMIQUES OFFICIELLES.

Ces manipulations ont lieu tous les ans pendant le semestre d'été dans un des pavillons de l'Ecole pratique. Les élèves y sont distribués par séries de cinq pour chaque table. Ils allument des fourneaux, brisent des tubes, cassent des cornues, gâtent leurs habits et perdent leur temps.

HERBORISATIONS DANS LES ENVIRONS DE PARIS.

Promenades aussi salutaires pour le corps que fructueuses pour l'esprit. Je ne saurais trop engager les élèves à y consacrer quelques-uns de leurs dimanches. Ils trouveront dans cet exercice une agréable diversion aux travaux sédentaires de la semaine, et en même temps un sujet d'études dont l'avenir leur fera sentir le prix.

Les herborisations les plus suivies sont celles de M. le professeur A. de Jussieu. Celles de l'Ecole de médecine ne sont ni assez régulières ni assez nombreuses.

BIBLIOGRAPHIE.

Livres de mathématiques, de physique, de chimie et d'histoire naturelle.

MATHÉMATIQUES.

Arithmétique.

LACROIX. — 19ᵉ Edition. Paris, 1836, 1 vol. in-8.

Beaucoup d'ordre, de clarté et de concision. Bon livre pour se préparer au baccalauréat ès-sciences.

BOURDON. — 20ᵉ Edition, 1843, 1 vol. in-8.

Cet ouvrage contient de bonnes choses, mais noyées dans des détails d'une longueur fatigante.

REYNAUD. — 23ᵉ Edition, 1842, 1 vol. in-8.

Se distingue par quelques bons théorèmes sur les nombres premiers, les décimales, les fractions périodiques, et par la réduction à l'unité appliquée à la solution des règles de trois. En général, d'une lecture difficile.

CIRODDE. — 7ᵉ Edition, 1 vol. in-8, 1846.

Incomplet. Souvent obscur. Au dessous de sa réputation.

FINCK. — *Strasbourg*, 1 vol. in-8.

Excellent livre, écrit dans un ordre géométrique, qui satisfait l'esprit et soutient la mémoire.

BERTRAND.—Traité d'arithemétique, 1 vol. in-8, 1846. En dépôt chez Hachette, rue Pierre-Sarrazin, 12.

Se distingue entre tous par un style élégant et pur, des idées empreintes de haute philosophie , une exposition toujours claire, rigoureuse et méthodique. Vous y trouverez les plus belles pages qu'on ait jamais écrites sur le système métrique. Lisez et relisez ce livre.

Géométrie.

LEGENDRE. — Paris, 1 vol. in-8.

Ouvrage toujours classique, malgré ses imperfections. Je conseille aux élèves l'édition revue et corrigée par Blanchet, avec les figures intercalées dans le texte.

LACROIX. — 15e Edition, 1837, 1 vol. in-8.

Même ordre, même rigueur, même précision que dans l'arithmétique du même auteur.

Algèbre.

LEFEBURE DE FOURCY, 1 vol. in-8.

Ce livre contient de bonnes choses; mais ce qui contribue le plus à sa vogue, est certainement l'effroi qu'inspire aux candidats le nom de son auteur.

BOURDON.—9e Edition, 1843, 1 vol. in-8.

Aussi indigeste et fatigant que l'Arithmétique du même auteur.

Statique.

POINSOT. — 8e Edition, Paris, 1842, 1 vol. in-8.

Un chef-d'œuvre de clarté, de précision et de style.

BIOT.—Paris, 1829, 1 vol. in-8.

Bon livre, mais un peu diffus.

MONGE. — 7e Edition, Paris, 1834, 1 vol. in-8.

Comme tout ce qui est sorti du cerveau de ce grand homme.

Ouvrages de physique.

POUILLET. — Eléments de physique expérimentale et de météorologie, 4e édit, 2 vol. in-8. Paris, 1844.

Le plus complet, le plus clair et le mieux écrit de tous les traités de physique , malgré quelques longueurs.

PELLETAN. — Traité élémentaire de physique, générale et médicale, 3e édit., 1838, 2 vol. in-8.

Livre autrefois classique ; d'une lecture agréable et facile.

DEGUIN.—Cours élémentaire de physique, 5e édit., 1846, 2 vol. in-8.

Ouvrage dont la vogue ne me semble pas justifiée par le mérite. Souvent obscur, même en optique.

PINAULT. — 4e Edition, 1846, 1 vol. in-8.

Excellent livre dont la destination spéciale, la clarté et la précision le recommandent à tous les aspirants au baccalauréat ès-sciences.

SOUBEIRAN.— Précis élémentaire de physique, 2e édit. augmentée, 1 vol. in-8.

La première édition portait le titre de *Physique facile*. Nous félicitons M. Soubeiran d'avoir fait disparaître cette épithète, qui faisait injure à la science et aux élèves.

DESPRETZ. — Traité élémentaire de physique, 4e édit. Paris, 1836, in-8.

Très-bon ouvrage, dont je conseille aux candidats la lecture, surtout pour les chapitres qui traitent de l'optique, sur laquelle M. Despretz ne *plaisante* pas à l'examen.

BOUCHARDAT. — Physique élémentaire, 1845, 1 vol. in-18.

Trop long et trop court.

Ouvrages de chimie.

THENARD.—Traité de chimie élémentaire, 6e édit. Paris, 1834-1836, 5 forts vol. in-8, avec un atlas in-4 de planches dessinées et gravées par le professeur Leblanc.

Livre classique; mais qui déjà commence à vieillir, tant la science marche vite !

BAUDRIMONT.—Traité de chimie générale et expérimentale, avec les applications aux arts, à la médecine et à la pharmacie, 2 vol. in-8.

Chimie philosophique et pratique ; des idées neuves, mais souvent enveloppées d'obscurité.

ORFILA.—Eléments de chimie médicale, 7° édit , 1843, 2 vol. in-8.

Indispensable à tous ceux qui suivent les leçons de son auteur à la Faculté de médecine.

DUMAS.—Traité de chimie appliqué aux arts, 8 vol. in-8.

Trop coûteux et trop volumineux pour des élèves en médecine. Il serait bien à désirer que M. Dumas publiât un traité élémentaire de chimie organique appliquée à la médecine. Ce serait un grand service rendu aux élèves, qui ne savent maintenant dans quel livre étudier cette science. Le volume de *chimie physiologique et médicale* détaché des derniers chapitres de cet ouvrage ne remplit pas ce but.

HOEFFER.—Histoire de la chimie, depuis les temps les plus reculés jusqu'à notre époque, comprenant une analyse détaillée des manuscrits alchimiques de la bibliothèque royale de Paris ; un exposé des doctrines cabalistiques sur la pierre philosophale ; l'histoire de la métallurgie, et en général des sciences et des arts qui se rattachent à la médecine. Paris, 1842, 2 vol. in-8.

Ouvrage curieux, fort bien écrit et rempli d'érudition. *Utile dulci.*

BERZELIUS.—Traité complet de chimie, traduit

par Jourdan et Eslinger, avec des notes et des additions communiquées par l'auteur, suivi de la *Théorie des proportions chimiques*, 1835, 9 vol. in-8.

Vaste cabinet de chimie, remarquable par la beauté des échantillons et l'harmonie de leur ensemble. Ouvrage trop volumineux et trop cher pour un étudiant; bon à consulter dans une bibliothèque ou un cabinet de lecture.

GIRARDIN. — Leçons de chimie élémentaire appliquée aux arts industriels, 3ᵉ édit. Paris, 1846, 1 vol. in-8, divisé en deux parties.

Bonnes et solides leçons de chimie manufacturière.

LASSAIGNE. — Abrégé élémentaire de chimie, 4ᵉ édit., 1846, 2 vol. in-8, avec atlas de planches et de tableaux coloriés, où sont figurés, avec leurs couleurs naturelles, les précipités metalliques.

Bon livre, réputation faite.

PELOUSE et FREMY. — Cours de chimie générale, 2 forts vol. in-8 compactes, avec un atlas de planches.

Je ne puis parler de cet ouvrage, encore sous presse. Les noms de ses auteurs en font, toutefois, présumer le mérite.

RICHARD. — Eléments de botanique, 7ᵉ édit. Paris, 1845, avec figures intercalées dans le texte, 1 vol. in-8.

Un modèle du genre didactique. Aussi bien écrit que le cours de son auteur est bien fait.

— Eléments d'histoire naturelle médicale, 3ᵉ édit
Paris, 1838, 3 vol. in-8.

Ouvrage effacé par le précédent, quoique sorti
de la même plume. Bon livre cependant, dont je
conseille vivement l'étude aux élèves.

MILNE-EDWARDS. — Eléments de zoologie, ou
leçons sur l'anatomie, la physiologie, la classification et
les mœurs des animaux, 4 vol. in-8, avec 560 figures
intercalées dans le texte.

Pâle reflet du Règne animal de Cuvier, auquel
M. Milne-Edwards fait des emprunts trop visibles.

A en juger par la manière pudibonde dont il
est écrit, par les lacunes qu'il présente quant
aux organes et aux fonctions de la génération,
ce livre paraît s'adresser plutôt à des jeunes de-
moiselles qu'à des élèves en médecine.

**MILNE-EDWARDS, A. DE JUSSIEU et BEU-
DANT.** — Cours élémentaire d'histoire naturelle, zoologie, botanique, minéralogie et géologie. Paris, 3 vol.
in-12.

Petits livres clairs et précis, à l'usage des colléges et des maisons d'éducation.

G. CUVIER. — Le règle animal, distribué d'après
son organisation, pour servir de base à l'histoire naturelle des animaux, et d'introduction à l'anatomie comparée. Paris, 1829-1830, 5 vol. in-8.

Monument immortel comme, tout ce qu'a enfanté le génie de ce grand homme. Coup d'œil de l'aigle!

AG. SAINT-HILAIRE.—Leçons de botanique, comprenant principalement la morphologie végétale, la terminologie, la botanique comparée, l'examen de la valeur des caractères dans les diverses familles naturelles, etc., 1840, in-8.

Idées neuves et philosophiques sur l'organographie végétale. Conception large et profonde du plan général de la nature dans l'organisation des végétaux.

LE MAOUT. — Leçons élémentaires de botanique fondées sur l'analyse de cinquante plantes vulgaires, et formant un traité complet d'organographie et de physiologie végétale. Paris, 1844, 2 vol. in-8, avec l'atlas des 50 planches vulgaires.

Science aimable, agréable et facile.

DE CANDOLLE.—Organographie végétale, ou Description raisonnée des organes des plantes. Paris, 1827, 2 vol. in-8.

— Physiologie végétale, ou Exposition des forces et des fonctions vitales des végétaux. Paris, 1832, 3 vol. in-8.

— Essai sur les propriétés médicales des plantes. Paris, in-8.

Indiquer le nom de l'auteur, c'est faire le plus bel éloge possible de ces livres.

MÉRAT. — Nouvelle flore des environs de Paris, 4ᵉ édition. Paris, 1836, 2 vol. in-18.

— Synopsis de la nouvelle flore des environs de Paris, suivant la méthode naturelle. Paris, 1837, in-18.

Le *vade-mecum* des herborisations. Description claire, exacte et méthodique de toutes les espèces des environs de Paris.

BAUTIER. — Tableau analytique de la flore parisienne, 5ᵉ édit., 1841.

Guide sûr et facile pour arriver au nom d'une plante inconnue. Malheureusement incomplet.

COSSON et **GERMAIN**. — Flore descriptive et analytique des environs de Paris, ou Description des plantes qui croissent spontanément dans cette région, et de celles qui y sont généralement cultivées, accompagnée de tableaux dichotomiques des genres et des espèces. 1845, 1 vol. grand in-18 en deux parties.

Atlas de la flore descriptive des environs de Paris, in-18 de 41 planches.

— Synopsis analytique de la flore des environs de Paris, ou Description abrégée des familles et des genres, accompagnée de tableaux dichotomiques destinés à faire parvenir aisément au nom des espèces 1 vol. in-8.

Ces trois ouvrages méritent d'être suivis par tous les amateurs de botanique rurale.

DELAFOSSE. — Précis élémentaire d'histoire naturelle, 5ᵉ édit., in-12.

Beaucoup et de bonnes choses en peu d'espace.

Livre utile pour les aspirants au baccalauréat ès-sciences, dont je leur conseille d'autant plus volontiers la lecture, que l'auteur examine fort souvent; ce qu'il fait, du reste, avec justice et bienveillance.

MANUELS.

BOUCHARDAT, FERMOND et **AIME.**—Manuel complet du baccalauréat ès-sciences physiques et mathématiques, 2ᵉ édit., 1846, 1 vol in-18.

Le plus généralement suivi. Faible, diffus et confus.

DORBIGNY, GANOT, LEBLOND et **RIVIÈRE** Manuel à l'usage des aspirants au baccalauréat ès-sciences. Paris, 1837, 1 vol. in-18.

Incomplet et incorrect. Ne valait pas la peine qu'on se mît *en quatre* pour le faire.

VAVASSEUR. — Manuel de premier examen de médecine, 1 vol. in-18.

Bon à consulter pour l'histoire naturelle, qui s'y trouve assez bien traitée. La physique et la chimie laissent baucoup à désirer.

Tels sont les principaux ouvrages qui traitent les matières du baccalauréat ès-sciences et des premiers examens de médecine. Mais comme aucun élève ne saurait avoir tous ces livres dans sa bibliothèque particulière, je dois, en terminant, indiquer ici ceux dont il doit de préférence faire l'acquisition.

BIBLIOTHÈQUE DE L'ÉTUDIANT,

Pour la préparation au baccalauréat ès-sciences et aux premiers examens de médecine.

Arithmétique. **LACROIX.**

Géométrie. **LEGENDRE**, revu par **BLAN-CHET.**

Algèbre. **LEFEBURE** de **FOURCY.**

Physique. **POUILLET** ou **PINAULT.**

Chimie. **ORFILA.**

Botanique et *Histoire naturelle.* **RICHARD.**

MANUEL du premier examen.

MANUEL du baccalauréat ès-sciences physiques.

Je signale avec regret l'absence d'un traité de mathématiques spécialement destiné aux aspirants au baccalauréat es sciences physiques. Les ouvrages dont je viens de recommander la lecture, quoique fort bien faits, sont loin de leur convenir, attendus qu'il sont écrits, non pour eux, mais pour les aspirants aux écoles spéciales. Ce serait donc rendre un véritable service aux élèves que de publier un ouvrage de ce genre. Espérons que cet appel sera entendu des hommes qui s'occupent de l'enseignement préparatoire à à cet examen.

CHAPITRE V.

DEUXIÈME EXAMEN DU DOCTORAT. DEUXIÈME EXAMEN DE
FIN D'ANNÉE. — ANATOMIE ET PHYSIOLOGIE.

Ces examens comprennent des questions orales sur l'anatomie et la physiologie. Pour le deuxième examen du doctorat, les élèves ont à faire une préparation anatomique qui leur est désignée, le matin à 8 heures, et dont ils doivent faire la démonstration à une heure devant le jury d'examen. Ils ont de plus à découvrir sur le cadavre des organes que les examinateurs leur désignent, et à disséquer extemporanément certaines parties.

Dans le chapitre précédent, je me suis longuement étendu sur les applications nombreuses de la physique, de la chimie et de l'histoire naturelle à la médecine, parce que l'utilité de ces sciences n'était pas généralement comprise. Mais ici, il serait superflu d'entrer dans des développements pour justifier la nécessité de l'étude des deux sciences, qui sont la pierre angulaire de l'édifice médico-chirurgical. Il est évident, en effet, que, pour connaître l'homme dans ses conditions anormales ou pathologiques, il faut préalablement l'étudier dans ses conditions normales, c'est à dire dans l'intégrité de ses organes et de ses fonctions, double point de vue qui constitue l'*anatomie* et la *physiologie*. Il me suffira donc de tracer aux élèves les grandes divisions de ces deux sciences et la méthode qu'il convient de suivre dans leur étude.

DIVISION DE L'ANATOMIE.

L'anatomie humaine comprend l'examen des *formes*, des *rapports* et de la *structure* de nos organes, sous la triple dénomination d'anatomie *descriptive*, d'anatomie *topographique* ou *chirurgicale*, et d'anatomie *générale*.

Anatomie descriptive. — Étude des organes de l'homme envisagés sous le point de vue de leur forme, de leur situation, de leur volume, de leur direction, en un mot, de l'ensemble de leurs propriétés physiques extérieures.

Anatomie topographique ou *chirurgicale.* — Je ne distingue cette anatomie de la précédente, que pour me conformer à l'usage. Car, en réalité, il n'y a pas plus d'anatomie chirurgicale que d'anatomie médicale. Cette anatomie ne constitue qu'un mode artificiel de grouper les parties du corps humain, approprié aux applications de la chirurgie.

Anatomie générale. — Science récente, éclose du génie de Bichat. Elle descend des plus hautes généralisations aux détails les plus intimes de nos organes. C'est à la fois la synthèse et l'analyse de l'homme physique.

Je laisse de côté *l'anatomie comparée*, qui, jusqu'à présent, n'a malheureusement point d'interprète à l'Ecole. Cette science, qui nous rend témoins des modifications progressives de l'organisation des êtres, peut seule donner la solution philosophique de toutes les questions qui se rattachent à l'anatomie de l'homme. Elle élève et fortifie l'esprit. Le congrès médical a formulé le vœu de la création d'une chaire pour l'enseignement de cette science à la Faculté de médecine. Nous savons que ce vœu a été entendu, et tout nous fait espérer sa réalisation prochaine. Puisse le choix de M. le ministre pour la nomination du professeur, être inspiré par des considérations purement scientifiques et en dehors du favoritisme!

Après avoir étudié les organes qui composent le corps de l'homme, il faut en connaître les actes ou phénomènes organiques. C'est là le but de la *physiologie*, qui est la science des fonctions de l'organisme. Cette science devient de jour en jour plus positive; par ses procédés d'investigation, ainsi que par ses méthodes, elle tend à se rapprocher de plus en plus des sciences exactes. Il n'est plus permis aujourd'hui de l'appeler, comme autrefois, le roman de la médecine; c'est elle, au contraire, qui guide le plus sûrement le médecin qui sait l'interroger.

ÉTUDES ANATOMIQUES ET PHYSIOLOGIQUES.

Cours, Dissections, Livres.

Les cours d'anatomie et de physiologie se divisent, comme les cours précédents, en cours *officiels* et en cours *particuliers*.

COURS OFFICIELS.

FACULTÉ DE MÉDECINE.

Cours d'anatomie. **M. DENONVILLIERS**, professeur.

M. Denonvilliers est depuis trop peu de temps à l'Ecole, pour que nous puissions apprécier la valeur de son enseignement. Puisse-t-il réaliser les espérances qu'il a fait concevoir dans ses concours, et ne point oublier qu'il parle à des élèves pour qui la clarté et la précision sont rigoureusement indispensables. Il est à regretter que l'heure traditionnelle du cours d'anatomie à l'Ecole ait été changée. Un cours d'anatomie qui s'adresse autant aux sens qu'à l'intelligence ne devrait jamais se faire à la lumière artificielle.

Cours de physiologie. **M. BÉRARD**, professeur.

Ce cours représente une vaste bibliothèque de physiologie, dont M. Bérard est le bibliothécaire, et M. Duméril fils le sous-bibliothécaire. M. Bérard fait son cours avec beaucoup d'ordre, de clarté et dans un langage toujours convenable;

ce professeur est surtout remarquable par sa grande mémoire ; il expose avec une rare fidélité les travaux des autres, mais formule rarement son opinion et n'émet que fort peu d'idées qui lui soient personnelles. Il ne brille que de lumières empruntées. Toutefois le cours de M. Bérard est fort suivi, très-intéressant et très-instructif. — On ne peut malheureusement point en dire autant du cours de M. Duméril.

ÉCOLE PRATIQUE.

Cours du chef des travaux anatomiques. **M. GOSSELIN** professeur.

M. Gosselin vient d'être nommé. Les qualités qui distinguent son cœur et son esprit promettent aux élèves un bon professeur.

MUSEUM D'HISTOIRE NATURELLE.

Cours d'anatomie et d'histoire naturelle de l'homme. **M. SERRES,** professeur.

Anatomie transcendante et philosophique. Enseignement éloquent, malheureusement trop éloigné de la Faculté de médecine.

Cours d'anatomie comparée. **M. DE BLAINVILLE,** professeur.

Professeur savant et dévoué à la science. Cours cependant plus intéressant pour le philosophe et le théologien que pour le médecin.

COURS PARTICULIERS.

Ces cours sont, avec les dissections, dont je parlerai plus loin, la seule source où les élèves puisent réellement leur instruction anatomique. Il est évident, en effet, que l'enseignement officiel ne saurait suffire aux études anatomiques actuelles, et que, sous ce rapport comme sous beaucoup d'autres, les études médicales seraient incomplètes ou plutôt impossibles, ainsi que je l'ai dit, sans l'enseignement libre.

Si j'insiste sur ce point, c'est parce que, dans ces derniers temps, on a voulu frapper cet enseignement, en lui suscitant des entraves de toutes sortes, en lui refusant jusqu'aux objets matériels nécessaires à son libre cours! Toutefois, malgré ces restrictions inexplicables, malgré ce mauvais vouloir de gens qui, au contraire, devraient le protéger, l'enseignement particulier persiste, se soutient et se soutiendra comme toutes les choses bonnes et fortes.

Cet enseignement, je le répète, est le seul qui convienne aux études anatomiques; il est le seul qui, rapprochant l'élève du professeur, établisse entre eux ces rapports de respectueuse familiarité, de mutuelle sympathie, si favorables à la transmission d'une science descriptive dont le maître doit, pour ainsi dire, faire toucher du doigt les nombreux détails à ses élèves. Il faut à l'enseignement de l'anatomie une allure modeste et prolétaire ; la blouse et le tablier du professeur particulier lui conviennent mieux que la simarre du professeur officiel.

Les cours particuliers se font dans les trois amphithéâtres de l'Ecole pratique. Disons en passant qu'il serait à désirer que ces amphithéâtres fussent tenus avec plus de propreté, et que l'on remplaçât les vitraux sombres et gothiques de leurs fenêtres ogivales par des vitres plus larges et plus transparentes, qui laissassent mieux pénétrer le jour dans leur enceinte. C'est une amélioration qu'on ajoutera, je l'espère, à celles qui viennent d'être faites dans ces mêmes amphithéâtres (1).

Les professeurs particuliers d'anatomie sont fort nombreux, à en juger par les affiches qui, chaque année, figurent sur les murailles du quartier latin ; mais si l'on n'accorde ce titre qu'aux hommes dont l'enseignement est connu et depuis longtemps suivi par les élèves, la liste en est plus restreinte. Je ne m'occuperai ici que de ces derniers.

M. AUZIAS-TURENNE. — Cours public d'angéiologie et de névrologie.

Ce cours est un des plus fréquentés par les

---

(1) Au moment de mettre sous presse, nous apprenons la réalisation du vœu que nous venons d'exprimer.

élèves, et justifie cet empressement par toutes les qualités qui distinguent un enseignement bien fait. Si jamais professeur sut jeter de l'agrément sur un sujet aride, donner de l'attrait aux démonstrations les plus sévères, rendre clairs et intéressants les plus minutieux détails de la science, c'est certainement M. Auzias, dont la parole vive, toujours élégante et spirituelle, fait aimer autant qu'elle fait comprendre l'anatomie.

La philosophie dont ce cours est empreint, les idées neuves, originales qu'il renferme, ses applications ingénieuses à la physiologie et surtout à la chirurgie, le recommandent à tous ceux qui veulent sérieusement s'instruire.

— Cours d'anatomie chirurgicale.

En établissant ce cours, M. Auzias a rendu un grand service à la médecine opératoire, dont l'anatomie topographique est la base. Les connaissances chirurgicales de ce professeur rendent son enseignement anatomique très-précieux pour les élèves qui se préparent au troisième examen ou qui se proposent de pratiquer un jour la grande chirurgie.

M. BÉCLARD. — Cours d'anatomie générale.

M. Béclard soutiendra dans cet enseignement les glorieuses traditions qui s'attachent à son nom; son langage élégant et son savoir en sont la garantie.

M. DUPRÉ. — Cours d'anatomie descriptive.

L'enseignement de M. Dupré est aussi élémentaire que possible, et convient surtout aux élèves qui commencent ou qui ont besoin de revoir promptement leur anatomie. Les qualités de ce professeur sont la clarté, la méthode et une activité qui lui permet de démontrer d'une manière complète toutes les parties de l'anatomie en trois mois. Je reprocherai cependant à M. Dupré de parler sur un ton de voix trop élevé, et de mettre dans ses discours une emphase qui ne convient point au langage scientifique.

M. RICHARD (ADOLPHE). — Cours d'anatomie descriptive.

M. Richard est au début de sa carrière. Espérons qu'il justifiera l'adage : *qualis pater, talis filius*.

M. CROUZET. — Cours d'anatomie descriptive.

Professeur dévoué aux progrès de la science et des études anatomiques ; travailleur consciencieux et modeste, M. Crouzet mérite la sympathie des élèves et les encouragements de tous les hommes qui s'intéressent au succès de l'enseignement.

M. BERNARD de Villefranche. — Cours de physiologie expérimentale.

Science positive, fondée sur l'observation rigoureuse des faits. M. Bernard de Villefranche réunit toutes les qualités d'un bon expérimentateur: la patience, la sagacité et l'habileté manuelle. Son cours est donc aussi instructif qu'intéressant.

M. MARTIN-MAGRON. — Cours de physiologie.

Ce cours est très-fréquenté, et mérite de l'être. M. Martin s'attache surtout dans son enseignement à porter les élèves vers les études sérieuses et fortes ; il démontre l'utilité de l'alliance de l'anatomie et de la physiologie, ainsi que la nécessité des applications des sciences physiques aux sciences médicales, nécessité sur laquelle j'ai longuement insisté moi-même dans le chapitre précédent. Par des exemples habilement choisis, M. Martin fait comprendre aux élèves l'importance de la physiologie au point de vue de l'art médical, dont cette science est la base. Ce cours est donc doublement utile, et par l'instruction qu'il donne aux élèves, et par la sage direction qu'il imprime à leurs études. M. Martin, d'ailleurs, a tout ce qu'il faut, comme professeur, pour répandre sur son enseignement le charme et l'intérêt.

Des expériences sont faites devant les élèves pour éclairer les démonstrations.

DISSECTIONS.

Je n'insisterai pas ici sur la nécessité des dissections dans les études anatomiques. C'est un point sur lequel tout le monde est d'accord. Il ne suffit pas, en effet, que l'élève écoute la parole de ses maîtres; il faut encore qu'il vérifie par lui-même les faits qui lui ont été enseignés; qu'il interroge la nature, qu'il suive de l'œil et de la main les mystérieux détails de l'organisation humaine. Sans ce travail, rien ne lui sera révélé des merveilles de la science; jamais sa main n'osera s'armer de l'instrument qui doit soulager les souffrances de ses semblables; jamais son regard ne pourra pénétrer dans la profondeur des organes malades pour en saisir les altérations pathologiques. Il ne sera ni chirurgien ni médecin.

Les dissections ont lieu à l'Ecole pratique de médecine et dans les amphithéâtres de Clamart. Occupons-nous d'abord des travaux anatomiques de l'Ecole pratique.

Ces travaux se font dans cinq pavillons dont quatre sont dirigés officiellement par les aides d'anatomie de la Faculté, et le cinquième est réservé aux professeurs particuliers et aux élèves qui désirent disséquer seuls.

Les cadavres que fournissent les hôpitaux sont ainsi distribués: les professeurs particuliers ont droit à un sujet entier et à une ouverture par mois, à la condition de faire un cours public dans un des amphithéâtres de l'École pratique; les aides d'anatomie, désignés sous le nom de chefs de pavillon, reçoivent par mois trois cadavres pour chaque série de dix élèves enrôlés sous leur direction. Quant aux élèves libres, ils sont réunis en série de cinq et reçoivent, à tour de rôle, pour chaque série, un cadavre, qui ne leur est délivré que sur la signature de quatre des élèves qui composent la série appelée.

Cette distribution ne nous semble pas équitable. Il est évident, en effet, que la part des professeurs particuliers est trop restreinte, et qu'un sujet et une ouverture par mois ne sauraient suffire aux exigences d'un cours public. Cette vérité a été naguère mise hors de doute par M. Auzias, dans une lettre adressée par lui aux professeurs de la Faculté, pour réclamer contre ces mesures restrictives de l'enseignement libre. « Que pouvons-nous faire, disait ce professeur, relégués et isolés, avec un sujet et demi par mois, dans un pavillon qui ne reçoit le jour que d'un côté (1)? Si je ne craignais de parler de moi, je vous dirais, messieurs, que, dans mon cours de l'hiver dernier, sans d'autres jours d'intermission que les jeudis et les dimanches, j'ai fait *quatorze* leçons sur les centres nerveux. Où aurais-je pris la *matière* de cet enseignement, sans les sujets des élèves que

---

(1) Le pavillon H, réservé aux professeurs particuliers, est le seul, en effet, qui n'ait qu'un seul rang de fenêtres.

je dirigeais et même de ceux qui, sachant mes démonstrations gratuites, s'empressaient de contribuer à les rendre le plus complètes qu'il fût possible? Ce seul exemple suffit pour montrer avec toute évidence qu'un sujet et une ouverture par mois ne sauraient satisfaire aux exigences d'un enseignement quotidien, et me dispense d'invoquer, à l'appui de cette opinion, le relevé de la consommation des cours officiels. »

Toutefois, malgré cette généreuse réclamation, malgré une protestation signée par les professeurs particuliers et insérée dans les journaux politiques à l'époque où ces mesures furent prises, cet ordre de choses, arbitrairement établi, n'a point été changé, tant la voix de la justice et de la raison a de peine à se faire entendre à des oreilles prévenues !

Cependant, avec cette minime part de sujets, augmentée, il est vrai, pour les dissections, par ceux que reçoivent leurs élèves mis en série, et bien que relégués dans un pavillon mal éclairé, les professeurs particuliers, je le répète, sont les seuls qui sachent et puissent réellement enseigner l'anatomie.

Ce n'est pas que je veuille rabaisser ici le mérite des aides d'anatomie. Ce sont au contraire des jeunes gens remplis d'instruction et riches d'avenir; mais, la science n'est pas l'art de la communiquer, le professorat n'est pas toujours un corollaire du savoir. Ces aides d'anatomie sont élus dans des concours où on leur demande bien plus de faire preuve de mémoire et d'enrichir le musée de pièces anatomiques que de montrer une véritable capacité pour l'enseignement. Bien plus, les travaux qu'ils sont obligés d'entreprendre pour se préparer à ces épreuves, les détournent du professorat et les empêchent, en conséquence, de cultiver l'aptitude dont ils peuvent être doués pour cette carrière. C'est donc, à mon avis, un non sens que de leur confier la direction des études anatomiques, qui, sous ce rapport, exigent des connaissances pratiques et une habitude qu'ils ne sauraient avoir encore. Si l'on ajoute les préoccupation d'avenir de ces jeunes gens, pour lesquels cette position n'est que transitoire, le peu d'avantages pécuniaires qu'ils en retirent, et leur insuffisance, en égard au nombre d'élèves qui leur est imposé, on comprendra qu'ils ne peuvent remplir ces fonctions avec tout le zèle nécessaire à leur accomplissement, quelle que soit d'ailleurs leur bonne volonté.

Les professeurs particuliers, au contraire, tous familiarisés depuis longtemps avec les mille détails de l'enseignement anatomique, ayant à justifier le libre choix de l'élève et à mériter sa confiance; stimulés par l'émulation qui règne entre eux, et faisant, la plupart, de l'enseignement, non pas une position transitoire, un marche-pied, mais une carrière, peuvent seuls apporter dans leur mission cette activité et ce dévouement de tous les instants dont les élèves ont besoin pour guider leurs pas dans la route difficile de la science anatomique.

Soit que l'élève se confie à la direction des aides d'anatomie moyennant la rétribution semestrielle de 30 francs, s'il n'appartient pas à l'École pratique ; soit qu'il s'adresse à un professeur particulier, ce que je lui conseille de faire, il devra dans ses dissections se conformer aux préceptes suivants :

1° Se munir d'un livre, d'une boîte complète de scalpels, d'une scie, d'un marteau et de quelques autres objets tels qu'une blouse, une éponge et des serviettes (1).

2° Faire tous les jours une séance d'au moins

(1) M. Charrière, vient de modifier de la manière la plus ingénieuse les boîtes de scalpels, autrefois si incommodes, en imaginant une boîte-trousse qui, tout en conservant la forme et la dimension des instruments, offre le plus petit volume possible. Cette trousse est à deux pliants : sur l'un est fixé un coffret métallique dont toutes les pièces sont estampées et découpées, afin que tous les scalpels s'y adaptent facilement ; sur l'autre, qui est fait à la manière des trousses ordinaires, sont disposées des passettes destinées à recevoir d'autres instruments.

Voici quelle doit être la composition de cette trousse pour les besoins ordinaires des dissections.

trois heures à l'amphithéâtre, et qui ne doit jamais en dépasser quatre.

3° Ne jamais commencer une préparation sans avoir des notions sur les parties qu'on doit disséquer.

4° Mettre le sujet ou la partie du sujet qu'on doit disséquer dans une position telle qu'on puisse travailler sans gêner les élèves de sa série ou être gêné par eux.

5° La préparation une fois faite, l'étudier le jour même et encore une fois le lendemain matin.

6° Faire profiter de sa préparation ses condisciples et autant que possible profiter des leurs, en étudiant tous ensemble.

7° Disséquer le plus proprement et avec le plus de soin possible : une préparation bien faite, outre la satisfaction artistique qu'elle procure à son auteur, s'étudie mieux et se grave plus aisément dans la mémoire.

1° 6 scalpels ordinaires. 2° 1 pince taillée en lime et goupillée. 3° 1 érigne à chaîne. 4° 1 paire de ciseaux droits ; son prix est de 10 fr. Je conseille d'y joindre les instruments suivants, nécessaires pour certaines préparations, et qui peuvent se placer dans la même trousse sans en augmenter le volume.

1° 1 paire de ciseaux courbes.

2° 1 tube à insuffler.

3° 1 sonde cannelée.

4° 2 stylets dont un en baleine, et un paquet de soies de sanglier.

8° Aussitôt la préparation terminée, serrer tous les instruments dont on s'est servi, dans leur boîte, afin d'éviter les blessures dangereuses que peuvent faire ces instruments oubliés sur la table ou sur le cadavre.

9. En cas de piqûres ou de coupures avec des scapels maculés par le cadavre, exposer immédiatement la partie blessée sous un filet d'eau, puis exercer sur elle une succion prolongée avec la bouche, et enfin la cautériser avec la pierre infernale si c'est possible.

10. Ne jamais sortir de l'amphithéâtre sans avoir recouvert les préparations que l'on veut conserver pour le lendemain, nettoyé sa table et placé le cadavre dans la situation la plus favorable à sa conservation.

11. Étudier tous les soir dans un bon livre les parties préparées le jour ou la veille ; le calme du cabinet étant le plus propice à la méditation que le tumulte de l'amphithéâtre.

Telles sont les règles générales qui conviennent à toutes les dissections ; quant aux règles particulières qu'on doit suivre pour chaque préparation, on conçoit que je ne puisse les indiquer ici, et que l'élève doit les demander à ses livres ou à ses maîtres.

Dissections dans les amphithéâtres de Clamart. — Dans ces amphithéâtres sont reçus les élèves des hôpitaux internes et externes auxquels

des sujets sont distribués pour leurs études anatomiques. L'enseignement y est dirigé par deux
prosecteurs. Ces messieurs se partagent un seul
cours d'anatomie et font, en alternant, l'un l'a-
natomie descriptive, l'autre l'anatomie topographique. Ces cours sont suivis par les élèves internes et externes ; mais la trop grande distance
qui sépare ces amphithéâtres de l'École de médecine, est un inconvénient qui empêchera toujours l'enseignement de Clamart de rivaliser
avec l'École pratique.

BIBLIOGRAPHIE.

Livres d'anatomie et de physiologie.

ANATOMIE DESCRIPTIVE.

BOYER. — Traité complet d'anatomie, 4ᵉ édition
4 vol. in-8. Paris, 1815.

Science précise, claire, chirurgicale. L'anatomie a marché depuis l'apparition de cet ouvrage ;
mais il est resté comme un modèle de description.
C'est encore là qu'il faut étudier l'ostéologie et la
myologie.

BICHAT continué par **ROUX** et **BUISSON**. —
Traité d'anatomie descriptive. Paris, 1831, 5 vol. in-8.

Facilité dans l'exposition, exactitude dans les
détails, élégance dans le style. Application de
l'anatomie à la physiologie et à la médecine.

Hippolyte **CLOQUET**. — Traité d'anatomie descriptive, 6e édit. Paris, 1836, 2 vol. in-8.

Ouvrage remarquable par la précision aphoristique de ses descriptions. Tous les mots portent dans cet auteur.

CRUVEILHIER. — Anatomie descriptive, 2e édit. Paris, 1843-45, 4 vol. in-8.

Livre aujourd'hui classique, entre les mains de tous les élèves, tant à cause de la position et de la réputation de son auteur, que par son mérite intrinsèque. Le meilleur ouvrage que l'on puisse prendre pour l'étude du cabinet, mais trop long, à mon avis, pour les travaux d'amphithéâtre.

BLANDIN. — Nouveaux éléments d'anatomie descriptive, Paris, 1838, 2 vol. in-8.

Ouvrage méthodique, précis et complet. Il serait à désirer cependant que certaines parties, comme la description des centres nerveux et de quelques autres viscères, fussent plus largement élaborées. C'est néanmoins un excellent guide d'amphithéâtre, dont je conseille l'étude surtout à ceux qui veulent devenir chirurgiens.

BAYLE. — Manuel d'anatomie descriptive, 5e édit. Paris, 1843, 1 vol. in-18.

Le meilleur des manuels de ce genre. Avec ce livre et l'atlas de Masse, un élève peut revoir en quelques jours les matières de son second examen.

LAUTH. — Nouveau manuel d'anatomie, 2ᵉ édit. Paris 1836.

Aussi bon à consulter pour les conseils qu'il donne sur les dissections que mauvais et à rejeter pour le reste.

ATLAS. — Ces ouvrages ne sont utiles que pour *revoir* les parties déjà étudiées sur le cadavre, mais ne sauraient dans aucun cas dispenser des dissections. Voici les principaux :

BOURGERY et **JACOB**. — Traité complet de l'anatomie de l'homme, texte et planches, 1830-1845.

Quant au texte, il est écrit dans un style trop prétentieux : Voltaire s'est moqué de ceux qui portaient l'éloquence jusqu'en anatomie. — Quant aux planches, elles sont belles, aussi exactes que possible, mais d'un prix trop élevé pour les élèves. Cet ouvrage est toutefois un beau monument élevé à la science anatomique.

BOURGERY et **JACOB**. — Anatomie élémentaire en 20 planches, format grand colombier, représentant chacune un sujet dans son entier, à la proportion de demi-nature.

Planches fort élégantes, utiles pour orner le cabinet d'un anatomiste, ou la chambre d'un étudiant.

BONAMY et **BEAU**. — Atlas d'anatomie descriptive du corps humain, ouvrage pouvant servir d'atlas à tous les traités d'anatomie.

Cet ouvrage, dont l'exactitude est garantie par l'habileté bien connue de ses auteurs, a, sous le point de vue artistique, toutes les qualités de celui de M. Bourgery, et coûte dix fois moins. La publication de cet atlas est donc un véritable service rendu à la science et aux élèves. C'est le seul dont je puisse conseiller l'étude à ces derniers.

MASSE.—Petit Atlas d'anatomie descriptive, 1 vol. in-18 composé de 112 planches.

C'est la doublure du manuel de Bayle. La providence des élèves qui *repassent* les matières de leur second examen.

CLOQUET (Jules). — Manuel d'anatomie descriptive du corps humain représentée en planches lithographiées in-4.

Défectueux sous le double rapport de l'exécution artistique et de l'exactitude anatomique.

Anatomie topographique ou chirurgicale.

VELPEAU. — Traité complet d'anatomie chirurgicale, générale et topographique du corps humain, ou anatomie considérée dans ses rapports avec la pathologie chirurgicale et la médecine opératoire ; 3e édition. Paris, 1836, 2 vol. in-8 avec atlas in-fol.

Ouvrage très-savant, très-estimé, très-utile, mais souvent diffus.

— Manuel d'anatomie chirurgicale, générale et topographique, 1 vol. in-18. Paris, 1837.

M. Velpeau est trop savant pour bien écrire un petit manuel.

MALGAIGNE. — Traité d'anatomie chirurgicale et de chirurgie expérimentale. Paris, 1838. 2 vol. in-8.

Beaucoup de bonnes choses comme sait les dire M. Malgaigne.

BLANDIN. — Traité d'anatomie topographique ou anatomie des régions du corps humain, considérée spécialement dans ses rapports avec la chirurgie et la médecine opératoire. 2e édit. Paris, 1834. 1 vol. in-8.

Le meilleur de tous les livres d'anatomie chirurgicale ; clarté, précision, exactitude dans l'indication des rapports organiques ; justesse et logique sévère dans les applications de l'anatomie à la chirurgie. Ouvrage d'amphithéâtre.

PÉTREQUIN. — Traité d'anatomie médico-chirurgicale et topographique, 1843. 1 vol. in-8.

Ce livre est mal écrit. L'auteur parle beaucoup trop de lui dans une science qui est celle de tout le monde.

Anatomie générale.

BICHAT. — Anatomie générale appliquée à la médecine et à la physiologie.

Tout a été dit sur ce livre qui est le plus beau titre de gloire de son auteur.

BÉCLARD. — Eléments d'anatomie générale, ou

description de tous les genres d'organes qui composent le corps humain. 1 vol. in-8, 2e édit. Paris 1827.

Modèle de description, d'ordre et de méthode.

MANDL. — Manuel d'anatomie générale appliquée à la physiologie. 1 vol. in-8, 1843.

Ouvrage d'un mérite microscopique.

Physiologie.

RICHERAND. — Nouveaux Eléments de physiologie, revus et augmentés par Bérard. Paris 1833. 3 vol. in-8.

Cet ouvrage a été, pendant longtemps, le seul livre classique dont les élèves fissent usage, et justifiait leur choix par l'élégance de la forme et la richesse du fond. Mais les progrès de la science l'ont rendu incomplet et insuffisant aujourd'hui.

BURDACH. — Traité de physiologie considérée comme science d'observation, traduit de l'allemand par **JOURDAN**. Paris, 1837. 9 vol. in-8.

Grand et beau magasin de science. Faites-y des emplettes avec choix.

MULLER. — Manuel de physiologie, traduit de l'allemand par **JOURDAN** Paris, 1845, 2 vol. grand in-8.

Ouvrage complet, avec lequel on peut se dispenser des autres.

MAGENDIE. — Précis élémentaire de physiologie. 4e édit. 2 vol. in-8.

Physiologie expérimentale et positive.

LONGET. — Anatomie et physiologie du système nerveux de l'homme et des animaux vertébrés. 2 vol. in-8, 1843.

Ouvrage qui a valu à son auteur une couronne à l'Institut et un fauteuil à l'Académie.

BICHAT. — Recherches physiologiques sur la vie et la mort.

Le premier et le plus beau monument élevé à la physiologie expérimentale. Ouvrage qu'un médecin ne peut ignorer.

BIBLIOTHÈQUE DE L'ÉTUDIANT

Pour le deuxième examen.

Parmi tous les livres que je viens de passer en revue, voici ceux que l'élève doit choisir pour sa bibliothèque particulière :

Anatomie descriptive. **CRUVEILHIER** et **BOYER**.

Anatomie topographique. **BLANDIN**.
Anatomie générale. **BICHAT**.
Physiologie. **MULLER** et **BICHAT**.
Atlas d'anatomie. **BONAMY**.

ANATOMIE PLASTIQUE,

OU PIÈCES ARTIFICIELLES D'AUZOUX.

Je répéterai pour les pièces de M. Auzoux ce que j'ai dit des Atlas d'anatomie : quel que soit leur mérite, elles ne sauraient dispenser les élèves des dissections. Elles ne sont utiles que pour revoir les parties étudiées sur le cadavre, ou pour enseigner l'anatomie aux gens du monde.

CHAPITRE VI.

TROISIÈME EXAMEN DU DOCTORAT. — TROISIÈME EXAMEN
DE FIN D'ANNÉE. — PATHOLOGIE. — MÉDECINE
OPÉRATOIRE.

Ces deux examens comprennent la pathologie interne et externe, et pour l'examen du doctorat seulement, la médecine opératoire. L'élève doit faire devant les examinateurs plusieurs opérations qui lui sont indiquées par l'un d'eux.

Après avoir étudié l'homme dans ses conditions normales ou régulières, il faut que le médecin le considère dans ses états anormaux, c'est-à-dire, dans les dérangements qui, pendant le cours de son existence, peuvent survenir à ses organes, et à leurs fonctions. C'est là le but d'un nouvel ordre d'études auquel on a donné le nom de *pathologie*.

Cette science a pour objet la connaissance de toutes les maladies, et se divise en pathologie *générale* et en pathologie *spéciale*, laquelle se divise elle-même en pathologie *interne* et en pathologie *externe*. La pathologie comprend encore deux autres sciences, *l'anatomie* et la *physiologie pathologiques*.

La pathologie générale étudie les maladies d'une

manière abstraite et considérées dans ce qu'elles offrent de commun. Elle s'occupe de leurs causes, de leurs caractères généraux ou symptômes, de leurs signes, de leur marche, de leurs terminaisons, en un mot des divers points de vue sous lesquels on peut les envisager dans leur ensemble.

La pathologie spéciale étudie les individualités morbides, les espèces pathologiques, c'est-à-dire les maladies définies ou spécialisées par les organes qu'elles frappent. Elle analyse leurs caractères particuliers, leur diagnostic différentiel, leur durée, leurs divers modes de terminaison, en un mot tous les signes qui les distinguent les unes des autres.

C'est pour me conformer à l'usage que j'ai divisé cette science en pathologie interne ou médicale et en pathologie externe ou chirurgicale Il n'existe point, en effet, de maladies chirurgicales proprement dites ; il y a seulement des maladies pour la guérison desquelles l'intervention de l'*art chirurgical* étant nécessaire, doivent être plus spécialement étudiées par les hommes qui se livrent à la pratique de cet art. C'est donc sous le rapport de la thérapeutique et non sous celui de la nature des maladies que cette distinction est utile et peut être maintenue.

L'anatomie pathologique est la connaissance des altérations ou modifications matérielles que subissent nos organes dans les maladies. Cette science est fort utile, mais il ne faut pas cependant s'en exagérer l'importance et croire qu'elle seule suffit pour tout expliquer en pathologie. Elle ne juge les maladies qu'en dernier ressort, pour ainsi dire, par leur expression finale, sans tenir compte des phénomènes primitifs, sous l'influence desquels les lésions organiques s'effectuent. Il faut pour bien connaître une maladie, non-seulement en étudier les lésions matérielles présentes, mais encore en déterminer les conditions pathogéniques, c'est-à-dire les modifications premières de l'organisme qui produisent ces lésions et président à leur développement. De cette manière seulement, vous aurez une idée complète et satisfaisante de l'acte morbide, tandis que si vous bornez vos recherches aux modifications purement matérielles des organes, vous ne connaîtrez que la lettre morte, la solution cadavérique du problème. Si j'insiste sur ce sujet, c'est que, dans ces derniers temps, on a voulu faire de l'anatomie pathologique comme le pivot de toutes les sciences médicales, et ne considérer dans l'étude des maladies que des lésions d'organes, et rien de plus. Sans doute, cette connaissance est importante, et je suis loin d'en nier l'utilité, mais encore une fois, elle n'est que secondaire, et avant tout, je le répète, il faut chercher à connaître les phénomènes actifs, les troubles primordiaux qui déterminent l'état pathologique. En vain, vous percuterez, vous palperez , vous ausculterez ; en vain vous interrogerez la mort dans vos autopsies , vous n'aurez je vous le dis, que des notions grossières et insuffisantes de l'homme malade, si vous ne portez plus loin vos regards.

La physiologie pathologique est une preuve évidente de ce que je viens d'avancer. Cette science, qui a pour but l'étude des actes morbides de l'organisme, ne nous montre-t-elle pas, en effet, que le plus souvent les troubles fonctionnels ne correspondent pas aux lésions organiques , et réciproquement? Ne voyons-nous pas tous les jours , d'un côté , les désordres fonctionnels les plus graves , et même la mort survenir sans lésions organiques appréciables ; et de l'autre , les altérations anatomiques les plus grandes ne produire que des dérangements insensibles dans les fonctions? Mais, nous dit-on, si, dans le premier cas , nous ne voyons pas les lésions matérielles, c'est que nos moyens d'investigation sont insuffisants ; et, dans le second , si nous ne constatons pas de troubles fonctionnels, c'est que l'économie s'habitue insensiblement à ces ravages organiques, et les supporte sans se plaindre... Je ne m'arrêterai point ici à examiner cette question ; j'y reviendrai d'ailleurs dans un travail que je me propose de publier bientôt pour démontrer le rôle que joue le système nerveux dans la production et dans la marche de toutes les maladies. J'ose croire être assez heureux pour donner de meilleures explications qu'on ne l'a fait jusqu'à présent de ces questions de philosophie pathologique, et pour ouvrir une voie nouvelle et plus sûre à l'étude des maladies et de leur traitement.

Il est une autre question que je dois envisager ici, avant d'indiquer la méthode qu'il convient de suivre dans les études pathologiques. J'entends de toutes parts demander : la pathologie est-elle une science? J'avoue qu'il est difficile de répondre. En examinant ce qui se passe autour de nous, en considérant de quelle manière la pathologie est comprise et enseignée dans les cours officiels de la Faculté, dans les cliniques et dans les livres, on est bien forcé de donner raison à ceux qui mettent en doute sa valeur scientifique.

Que voyons-nous, en effet, dans l'enseignement actuel, si ce n'est un assemblage informe de faits particuliers et incohérents, d'opinions hasardées et individuelles qu'aucun lien commun ne réunit, qu'aucun principe ne domine? Est-ce donc avec ces matériaux épars qu'on peut prétendre constituer un corps de science où tout doit s'enchaîner et se correspondre? Est-ce donc avec de tels éléments qu'on espère se tenir dans la voie du progrès? Ce serait au moins une étrange illusion.

Ce qui fait la force et assure le succès de tout enseignement collectif, c'est l'unité de principe et la communauté des idées. Sans ce double accord, l'élève flottant sans cesse entre les opinions divergentes de ses maîtres, ne sait à quel principe s'arrêter, perd sa foi en la science, et se dégoûte d'un travail dont il ne recueille que doute et incertitude. Le but de ses études est manqué.

Or, le reproche capital que l'on adresse à la Faculté de Paris, c'est, ainsi que je l'ai dit, de manquer d'unité, de ne point avoir de doctrine, en un mot de ne point faire école. D'où vient donc ce fâcheux désaccord? Pourquoi cet isolement scientifique, ces tendances individuelles? Dépendraient-ils de cette rivalité innée, de ces instincts jaloux qui trop souvent divisent les hommes, dans toutes les conditions et surtout dans la nôtre? J'aime mieux croire que cette divergence est due à d'autres causes.

Aujourd'hui les médecins les plus haut placés ne sont plus que des collecteurs d'observations. Ils recueillent, ils amassent des faits particuliers, qu'ils comptent, supputent et analysent avec une patience et un scrupule vraiment germaniques (1). De tous côtés on percute, on ausculte, on palpe ou mesure, on accumule faits sur faits, observations sur observations; mais on se garde bien de les

____

(1) Rostan.

grouper, de les coordonner, de chercher entre eux quelques liens systématiques. Bien plus, on affecte le plus profond mépris pour tout homme qui, ne voulant point faire abnégation de sa pensée, tenterait cette œuvre architecturale.

Ce n'est pas que je veuille ici révoquer en doute les bienfaits et la puissance de l'observation en médecine. On ne saurait, au contraire, s'y livrer avec trop de soin, et nier son utilité serait nier la lumière. Mais est-ce à dire pour cela que tout en médecine réside dans la simple observation , et devons-nous répéter avec Baglivi : *ars tota in observationibus ?* Non, certes ; car les observations ne sont que les matériaux bruts de la science, mais ne la constituent pas à eux seuls. Il faut, pour édifier celle-ci, que l'esprit les coordonne, les féconde et les vivifie.

Ce dédain, que de nos jours on affecte pour les théories vient sans doute des tentatives malheureuses de systématisation qui, à diverses époques de la science, ont été faites par des hommes supérieurs. On regarde comme inutiles et vains de nouveaux efforts tentés dans ce but et on se renferme alors dans le cercle étroit des faits particuliers. Cette réserve est peut-être fort sage, mais elle substitue le cahos à l'erreur, elle tue l'idée sous le fait.

« Il arrive un temps, dit M. Dubois d'Amiens, où les progrès de la raison sont tels, qu'il n'est plus possible d'employer les faits recueillis que dans un but de systématisation. Ceux qui alors s'obstinent dans d'autres idées sont des esprits ou rétrogrades ou nuls ; ils sont mal faits ou impuissants, il voient mal ou ils ferment les yeux. »

D'ailleurs pensez-vous faire marcher la science avec vos collections de faits particuliers ? Écoutez ce que vous dit Bacon, ce grand maître en l'art de penser : « C'est en vain qu'on espère de grands accroissements dans les sciences, lorsqu'on se borne à y surajouter ou à enter les connaissances nouvelles sur les anciennes ; mais il faut en reconstruire le système entier, depuis leurs premiers principes, si l'on ne veut y être toujours borné a un mouvement comme circulaire, qui ne permet que des progrès presque insensibles. »

Il serait donc temps de sortir de cette science de détails aussi stérile que vaine, et de tenter de s'ouvrir une voie plus large et plus féconde..... Je regrette que la nature et les limites de cet ouvrage ne me permettent pas de développer ici les vrais principes sur lesquels il est possible, selon moi, de réédifier la science des maladies, d'en faire un tout harmonique où les idées et les faits s'enchaînent et se correspondent. J'exposerai prochainement cette doctrine dans le travail dont j'ai parlé plus haut. Mais revenons à notre sujet :

Le troisième examen du doctorat comprend,

outre la pathologie interne et externe, la *médecine opératoire*. Cette science, ou plutôt cet art, se compose de tous moyens de guérir qui procèdent par l'œuvre de la main et l'application des instruments. Quelques auteurs en retranchent l'application des bandages, ainsi que la réduction des luxations et des fractures. C'est à tort, selon moi ; car ces opérations sont des œuvres de la main tout aussi laborieuses que les autres, et doivent conséquemment figurer parmi celles-ci. La médecine opératoire a pour base l'anatomie normale et l'anatomie pathologique : l'une lui indique les moyens de parvenir à un organe sans léser les autres, elle trace à l'instrument son dangereux itinéraire ; l'autre lui montre les altérations organiques qu'elle doit faire disparaître ou dont elle doit seulement modifier la manière d'être, soit en agissant directement sur eux, soit en opérant sur des organes voisins. Tout bon enseignement de médecine opératoire doit donc reposer sur la connaissance approfondie de ces deux branches de la science.

La médecine opératoire a fait de nos jours de grands progrès. Elle a pris, grâce aux travaux des hommes éminents qui s'en occupent, une physionomie toute nouvelle et par la précision des détails et par l'exactitude rigoureuse des descriptions. Citer les noms de Sabatier, de Boyer, de Dupuytren, de Roux, de Velpeau, de Lisfranc, c'est dire tout ce que l'art a pu gagner sous la direction de ces maîtres.

Cette partie de l'art de guérir doit être sérieusement étudiée. Elle exige plus que tout autre cette attention soutenue, ce labeur patient, nécessaires à toute acquisition scientifique. C'est ici surtout que la coopération active de l'élève est utile; il ne suffit pas qu'il écoute attentivement la parole de ses maîtres; il faut encore qu'il paie de sa personne, qu'il s'habitue à la manœuvre des instruments, que, par de nombreuses opérations sur le cadavre, il s'efforce d'acquérir cette sûreté de main, ce coup d'œil prompt, cette habitude dont il devra plus tard faire preuve sur le vivant.

« Outre les qualités indispensables au médecin, le chirurgien doit en posséder un grand nombre d'autres qui lui sont spécialement nécessaires. Il faut qu'il ait des sens exquis, qu'il soit ambidextre, et que sa main ait une grande mobilité unie à beaucoup de justesse et d'aplomb; qu'il soit familier avec les expériences sur les animaux vivants; qu'il connaisse à fond l'anatomie de détail; qu'il soit instruit en mécanique; qu'enfin il ait, avec du génie, de l'industrie, de la présence d'esprit, de la fermeté, un sang-froid imperturbable et beaucoup de patience. » Ce tableau me dispense d'entrer dans des développements pour faire sentir aux élèves la nécessité des études pratiques pour cette branche de l'art médical : *Non lectione, non meditatione, non disputatione, sed usu fieri artificem et magistrum.*

Examinons maintenant les sources où les élèves doivent puiser les connaissances exigées pour ces examens; elles sont au nombre de trois : les cours, les cliniques et les livres.

COURS.

COURS DE PATHOLOGIE ET DE MÉDECINE OPÉRATOIRE.

COURS OFFICIELS.

FACULTÉ DE MÉDECINE.

Cours de pathologie et de thérapeutique générales. **M. ANDRAL**, professeur.

M. Andral faisait autrefois le cours de pathologie interne. A la mort de Broussais, il sollicita et obtint la chaire qu'occupait ce grand homme. M. Andral, la science et les élèves ont perdu à ce changement :

Tel brille au second rang qui s'éclipse au premier.

FACULTÉ DE MÉDECINE.

Cours de pathologie interne. **M. PIORRY**, professeur.

M. Piorry a inventé le plessimètre et une nomenclature græco-médicale.

Le plessimètre prouve que M. Piorry sait la médecine sur le bout du doigt.

La nomenclature prouve que la langue harmonieuse d'Homère a fort dégénéré parmi nous. Voici d'ailleurs les paroles que du fond de l'antiquité, la grande ombre de Gallien adresse à son auteur et à tous ceux qui seraient tentés de l'imiter : *Inveniuntur complures etiam eruditionis titulo sese venditantes, qui omnia pervertunt : quippe omnem vitam de nominibus altercando conterunt, adeo ut nunquam possint ad artis finem pervenire.... Non in nominibus, sed in rerum notitia rectum officium versatur.*

Néanmoins on ne peut se dissimuler que M. Piorry, malgré ses exagérations, n'ait rendu de grands services à la médecine pratique de notre temps.

FACULTÉ DE MÉDECINE.

Cours de pathologie interne. **M. DUMÉRIL**, professeur.

La grande et verte vieillesse de M. Duméril, sa carrière si brillamment remplie, ses travaux nombreux et variés, attestent une organisation aussi vigoureusement tempérée au physique qu'au moral.

La chaire qu'il occupe à la Faculté de médecine est maintenant confiée à un agrégé.

COLLÉGE DE FRANCE.

Cours de médecine. **M. MAGENDIE**, professeur.

Enseignement rigoureux, exact, positif, repo-

sant sur l'anatomie et la physiologie expérimen-
tales. Ce cours est peu fréquenté par les élèves.

FACULTÉ DE MÉDECINE.

Cours de pathologie externe. M. GERDY, professeur.

La figure sombre et sévère de M. Gerdy, sa
voix grave et mesurée jettent sur son enseignement quelque peu de froideur et d'ennui. Ce
cours néanmoins mérite d'être suivi, et doit l'ê-
tre par tous ceux qui aiment la science sérieuse
et profonde.

FACULTÉ DE MÉDECINE.

Cours de pathologie chirurgicale. M. MARJOLIN,
professeur.

Le cours de M. Marjolin est une causerie dans
laquelle ce praticien apporte à ses élèves les fruits
d'une expérience personnelle de quarante années.
M. Marjolin n'est plus au courant de la science,
disent quelques envieux. Non, sans doute, si vous
entendez par là savoir les mille et un petits procédés ou inventions éphémères que le désir de faire
parler de soi enfante chaque jour. Mais M. Marjolin a recueilli l'héritage scientifique des Sabatier,
des Boyer, des Dupuytren. Avec un tel bagage,
on peut bien se passer du reste.

FACULTÉ DE MÉDECINE.

Cours de médecine opératoire. **M. BLANDIN**, professeur.

Une parole lourde, traînante, embarrassée; des redites incessantes, tels sont les défauts de M. Blandin que rachètent suffisamment du reste, un vaste savoir, un jugement sûr, une méthode rigoureuse, une doctrine saine. Il est à regretter que ce cours ne se termine pas en une année, ce qui serait possible, si M. Blandin ne faisait point une si large part aux indications opératoires qui, à mon avis, sont plutôt du ressort de la pathologie externe que d'un cours d'opérations. En résumé, cet enseignement est suivi et mérite de l'être.

FACULTÉ DE MÉDECINE.

Cours d'anatomie pathologique. **M. CRUVEILHIER**, professeur.

M. Cruveilhier est un de ces professeurs dont les succès en clientelle ont fait pâlir leurs succès dans l'enseignement. Son cours est peu fréquenté.

COURS PARTICULIERS.

DE PATHOLOGIE, DE MÉDECINE OPÉRATOIRE ET D'ANATOMIE PATHOLOGIQUE.

M. TESSIER. — Cours de pathologie interne.

M. Tessier est vitaliste. Son cours est une protestation aussi éloquente qu'énergique contre les tendances matérialistes de notre époque. J'engage les élèves à le suivre.

M. NATALIS GUILLOT. — Cours de pathologie interne.

Elocution facile, exposition méthodique et claire, mais souvent trop détaillée.

M. MONNERET. — Cours de pathologie interne.

Cours bien fait, tel qu'on devait l'attendre de l'auteur du *Compendium de médecine pratique*. Je lui adresserai cependant le même reproche qu'au précédent : trop de détails, absence de généralisation.

M. LEMAIRE. — Cours de diagnostic. Maladies de la poitrine et du cœur.

M. Lemaire a rempli à l'hôpital de la Charité les fonctions de chef de clinique sous M. Bouillaud. Ce titre dépose en faveur de ses connaissances médicales et surtout de ses connaissances pratiques. Je ne saurais trop engager les élèves à suivre ce cours, dans lequel ils apprendront en peu de temps à distinguer les maladies les plus importantes à connaître au point de vue du diagnostic.

M. BARTH. — Cours d'anatomie pathologique.

Enseignement bien compris et consciencieusement fait. M. Barth s'efforce de donner à l'anatomie pathologique son véritable sens en rapportant, aussi souvent qu'il le peut, les troubles fonctionnels aux lésions organiques. Ce cours est surtout remarquable par la justesse des idées et l'exactitude des descriptions. Il est tel d'ailleurs qu'on peut l'attendre d'un homme qui possède deux qualités rarement unies : le savoir et la modestie.

Tout élève studieux doit le suivre.

M ISIDORE GEOFFROY ST.-HILAIRE. — Cours de tératologie ou monstruosités de l'organisation.

Ce cours se distingue par une grande élévation dans la pensée et par une exposition éloquente et méthodique. M. Isidore Géoffroy Saint-Hilaire appartient à l'une de ces familles privilégiées où la science, ainsi que toutes les qualités de l'esprit et du cœur sont héréditaires.

Ce cours doit être suivi par tous ceux qui veulent faire des études sérieuses et complètes.

M. AUZIAS-TURENNE. — Cours de médecine opératoire.

M. Auzias-Turenne est bon anatomiste, opérateur prudent et habile professeur. M. Auzias-Turenne est l'inventeur de plusieurs procédés

originaux sur les *ligatures d'artères*, les *désar-
ticulations* et les *resections*. Les élèves trouveront en lui un guide expérimenté pour les conduire en bon chemin à travers les écueils de la
médecine opératoire.

M. MAISONNEUVE. — Cours de médecine opératoire.

M. Maisonneuve est un opérateur hardi et
surtout habile. Son élocution, sans être élégante
et choisie, est facile et claire. Je reprocherai cependant à M. Maisonneuve des jugements quelquefois hasardés, et des conseils qui ne m'ont pas
toujours paru empreints de sagesse et de prudence.

M. ROBERT. — Cours d'opérations.

M. Robert a toutes les qualités d'un bon professeur de médecine opératoire : précision dans
le langage, solidité dans le jugement et sûreté dans
le manuel. — M. Dumay remplit avec distinction
le rôle de prévôt de M. Robert. Il fait répéter aux
élèves les opérations, et s'acquitte de cet enseignement à la satisfaction de tous.

M. RIBAIL. — Cours de bandages, luxations, fractures, appareils ; 82, rue de la Harpe.

Le cours de M. Ribail est fort utile aux élèves
et encore plus aux praticiens. Un bandage bien

12

fait, outre ses avantages réels, flatte le client et pose le médecin.

HOPITAUX

CLINIQUES OFFICIELLES ET PARTICULIÈRES.

Nous voici parvenus à la partie la plus importante des études médicales ; au moment où l'élève est appelé à lire dans le grand livre de la nature les souffrances de ses semblables , à puiser la science à sa source première, à observer par lui-même, à vérifier matériellement, au lit du malade, les préceptes de l'art enseignés dans les cours ou fixés dans les livres.

Deux années ont été consacrées à l'étude des sciences accessoires, de l'anatomie et de la physiologie : l'élève a maintenant des connaissances suffisantes pour se livrer avec fruit à la fréquentation des hôpitaux et commencer cette nouvelle série d'études pratiques qu'il devra continuer sans interruption jusqu'au doctorat.

Quelques auteurs ont prétendu que l'enseignement théorique de la pathologie devait précéder l'enseignement clinique. Je serais volontiers de leur avis si la chose était simplement possible ; mais qui ne voit que l'exiguité du temps consacré aux études médicales, d'une part, et de l'autre la difficulté de comprendre des descriptions scientifiques sans avoir observer les faits qui s'y rap-

portent, s'opposent à cette progression méthodique ? Il faut donc que l'élève étudie simultané-
ment, fasse marcher de front, pour ainsi dire, la
théorie et la pratique, qu'il cherche à vérifier
l'une par l'autre, à les coordonner de manière à
en faire un tout homogène et régulier.

Une autre question fort importante se présente
ici : l'élève doit-il commencer ses études cliniques
pas la pathologie interne ou par la pathologie
externe ? Et d'abord, j'ai dit plus haut, qu'en
réalité la pathologie est une, et que cette distinction n'est bonne qu'au point de vue thérapeutique ; mais comme elle est établie dans les services des hôpitaux, il faut bien que l'élève s'y
conforme et choisisse entre ces deux divisions de
la science celle qu'il doit aborder la première. La
pathologie externe doit avoir, selon moi, la préférence, attendu que les maladies qui, sous cette
dénomination, sont groupées dans les salles d'hôpitaux, sont plus apparentes, plus faciles à observer et à étudier que les autres. La première année
sera donc consacrée à la clinique chirurgicale ;
puis l'élève passera à la pathologie interne dont il
s'occupera l'année suivante. Toutefois il devra,
avant la fin de ses études, revenir à la clinique
externe et fréquenter ensuite quelques cliniques
spéciales, comme celles des maladies de la peau,
des maladies vénériennes, des maladies des enfants, etc. Tel est l'ordre qu'il convient de sui-

vre dans les études de pathologie pratique.

La Faculté de médecine oblige maintenant les élèves à un stage dans les hôpitaux, qui commence à partir de la neuvième inscription, et dont la durée est d'une année. Cette mesure serait fort sage si elle n'avait pour but que de contraindre les élèves à la fréquentation des hôpitaux ; mais forcer ceux-ci à payer de leur personne au profit d'une administration très-riche et surtout très-gaspilleuse, par un service actif dans les salles de clinique, c'est, à mon avis, une exploitation peu convenable et un abus.

Quoiqu'il en soit, voici les préceptes que l'élève doit suivre dans ses études cliniques :

1° Se munir d'un sthétoscope, de quelques lancettes, d'une trousse complète d'instruments à pansements (1).

2° Prendre la bonne habitude de se lever matin, et par conséquent de se coucher tôt.

3° Se loger autant que possible dans le voisinage des hôpitaux que l'on veut fréquenter.

---

(1) Cette trousse ou portefeuille à deux ou trois pliants, doit renfermer les instruments suivants : 1° deux bistouris ; 2° deux paires de ciseaux ; 3° une sonde canelée ; 4° une sonde pour homme et pour femme ; 5° trois stylets ; 6° une spatule ; 7° une pince à artères ; 8° une pince à pansement ; 9° un porte-pierre. Voir pour plus de détails le catalogue de M. Charrière.

4° Se rendre à l'hôpital de manière à y arriver à l'heure habituelle du chef de service.

5° Suivre autant que possible, de lit en lit, la visite ; écouter attentivement les paroles du chef de service et les réponses des malades, afin de s'habituer à les interroger soi-même.

6° Vérifier les signes trouvés par le chef de service, en examinant, auscultant et percutant à son tour les malades, avec tous les égards dus à l'humanité souffrante. C'est le seul moyen de faire promptement l'éducation médicale de ses sens.

7° En questionnant les malades, y mettre de la douceur ; leur montrer une bienveillante sympathie, non-seulement parce que l'humanité en fait un devoir, mais encore parce que c'est le meilleur moyen d'attirer leur confiance et d'en obtenir tous les éclaircissements dont on a besoin pour son instruction.

8° Parcourir, en interrogeant les malades, tous les appareils de la vie organique et de la vie de relation, en suivant un ordre régulier et toujours le même afin de ne rien oublier. Voir à ce sujet les excellents préceptes donnés par M. Rostan, dans le premier volume de son Traité de médecine clinique.

9° Ne jamais prononcer devant le malade des paroles imprudentes, qui peuvent lui donner de l'inquiétude sur son état, et le jeter par conséquent, dans une disposition morale défavorable à la guérison.

10° Observer plus spécialement les malades dont le chef de service s'occupe dans ses leçons.

11° Prendre par écrit les observations des maladies les plus intéressantes, en notant : 1° l'âge, le sexe, le tempérament, la profession du malade ; 2° les circonstances et maladies antécédentes ; 3° l'état actuel, le traitement et les diverses phases de la maladie observées jour par jour ; 4° si le malade meurt, les résultat de l'autopsie.

12° Étudier le jour même, chez soi, les maladies qu'on a plus particulièrement observées ou qui ont fait le sujet de la leçon de clinique.

Nous allons maintenant passer en revue les divers hôpitaux où sont établies les principales clinique officielles ou particulières. Ces hôpitaux se divisent en hôpitaux du centre et en hôpitaux dits excentriques. Les premiers sont l'Hôtel-Dieu, la Pitié, la Charité et la Clinique ; les seconds sont ceux de Néker, Saint-Louis, du Midi, des Enfants malades, etc.

HOPITAUX DU CENTRE.

HOTEL-DIEU.

Cet hôpital situé place du Parvis Notre-Dame, est le plus ancien des hôpitaux de Paris. Il fut fondé vers l'an 660, par saint Landry, évêque de Paris, sous le règne de Childéric II. On y admit tous les malades, de quelque sexe, de quelque pays, de quelque condition, de quelque religion qu'ils fussent; les mendiants et les pélerins y étaient également reçus à toute heure; et ainsi cet établissement justifiait sa devise : *Medicus et hospes.* Les libéralités de Philippe-Auguste, de saint Louis, de Henri IV, ainsi que de plusieurs particuliers, donnèrent à l'Hôtel-Dieu beaucoup d'extension. Cependant son ancienne population fut toujours bien au-dessus de ce que comportait l'étendue de ses bâtiments et le nombre des lits. On raconte qu'en 1709 le nombre des malades fut tel qu'on fut forcé de coucher douze ou quinze malades dans le même lit! Cette assertion me paraît cependant quelque peu exagérée, et il faut, je l'avoue, une certaine dose de..... naïveté pour y croire entièrement, quoiqu'en dise M. Bouchardat qui rapporte ce fait.

Voici quelques documents plus authentiques extraits du rapport de Bailly, Tenon et Lavoisier, sur l'état de l'Hôtel-Dieu avant la révolution de 1789.

« Ils ont remarqué que la disposition générale de l'Hôtel-Dieu, disposition forcée par le défaut d'emplacement, est d'établir beaucoup de lits dans les salles et d'y coucher quatre et cinq ma-

lades dans un même lit. Ils ont vu les morts
mêlés avec les vivants ; des salles où les passages
sont étroits, où l'air croupit faute de pouvoir se
renouveler, et où la lumière ne pénètre que fai-
blement et chargée de vapeurs humides. Les
commissaires ont encore vu les convalescents
mêlés dans les mêmes salles avec les malades, les
mourants et les morts, et forcés de sortir les
jambes nues, été comme hiver, pour respirer l'air
extérieur sur le pont Saint-Charles ; ils ont vu,
pour les convalescentes, une salle au troisième
étage à laquelle on ne peut parvenir qu'en tra-
versant la salle où sont les petites véroles ; la salle
des fous contiguë à celle des malheureux qui ont
souffert les plus cruelles opérations, et qui ne
peuvent espérer de repos dans le voisinage de ces
insensés, dont les cris frénétiques se font entendre jour et nuit. Souvent, dans les mêmes salles,
des maladies contagieuses avec celles qui ne le
sont pas, les femmes attaquées de la petite vérole
mêlées avec les fébricitants. La salle des opérations où l'on trépane, où l'on taille, où l'on am-
pute les membres, contient également et ceux
que l'on opère, ceux qui doivent être opérés,
et ceux qui le sont déjà. Les opérations s'y font
au milieu de la salle même ; on y voit ces prépa-
ratifs du supplice, on y entend les cris du suppli-
cié ; celui qui doit l'être le lendemain a devant
lui le tableau de ses souffrances futures, et celui

qui a passé par cette terrible épreuve, qu'on juge comme il doit être profondément remué par ces cris de douleur, etc., etc. ! »

Tel était l'Hôtel-Dieu dans le bon vieux temps.

Aujourd'hui, grâce aux améliorations successives apportées par le progrès des lumières et par les idées nouvelles, l'Hôtel-Dieu, comme tous les autres hôpitaux, présente aux malades indigents un asile hospitalier où ils trouvent, dans la disposition hygiénique des salles, et dans le dévouement des sœurs de charité et des médecins, les secours et les consolations que réclament leurs maux.

Les cliniques de l'Hôtel-Dieu sont au nombre de quatre : deux médicales, dirigées par MM. les professeurs Chomel et Rostan; deux chirurgicales, occupées par MM. Roux et Blandin. Celle de M. Blandin est libre, ce chirurgien faisant à l'Ecole le cours de médecine opératoire.

Clinique médicale. **M. CHOMEL**, professeur.

La doctrine médicale de M. Chomel consiste tout simplement à n'en point avoir. M. Chomel est un de ces hommes dont l'esprit positif et froid ne va jamais au-delà du fait ; dont la pensée timide et flottante craint sans cesse de s'égarer dans le domaine de la généralisation. Il répète souvent et fait imprimer dans les journaux que le *mouvement* n'est pas toujours du *progrès*. Quand on a cinquante mille livres de rente, qu'on est médecin du roi et d'une princesse royale, il est inutile en effet, de se donner beaucoup de mouvement ; et sous ce rapport, je suis complétement de son avis. La science cependant pourrait bien être d'un avis contraire et demander à M. Chomel quelque chose de plus en retour des faveurs dont elle l'a comblé. ...

M. Chomel porte partout cet esprit étroit de positivisme. En voici un exemple : Un de ses confrères eut un jour à lui demander une toute petite recommandation. M. Chomel voulut juger d'abord si ce confrère était digne de sa haute protection.... Savez-vous ce qu'il fit ?... Il dit à celui-ci de passer au secrétariat de la Faculté pour prendre et lui apporter aussitôt un relevé de ses *notes* d'examen !... Heureusement que ce confrère avait d'assez *bonnes notes* pour mériter *l'estime* de M. Chomel, estime dont il est très-fier et très-reconnaissant, je vous jure. Je cite ce fait parce qu'il peint l'homme.

Quoi qu'il en soit M. Chomel fait à l'Hôtel-Dieu un cours de clinique aristocratique qui se ressent un peu trop des soins que réclame son opulente clientelle.

Clinique médicale. **M. ROSTAN**, professeur.

M. Rostan est le type du clinicien. Dévoué

la science et surtout aux intérêts de ses élèves
M. Rostan apporte dans l'accomplissement de ses
hautes fonctions un zèle et une activité bien dignes
d'éloges.

Loin d'imiter ces professeurs qui croiraient
déroger en adressant la parole à leurs élèves,
M. Rostan les interroge chaque jour au lit du
malade, leur fait chercher le diagnostic, les reprend avec douceur s'ils se trompent, les encou-
rage s'ils disent bien. C'est ainsi qu'on se fait
aimer et qu'on fait aimer la science.

M. Rostan a soutenu et soutient encore, avec
toutes les ressources de son esprit élevé et fé-
cond, la doctrine de l'organicisme dont voici les
principes :

1° Pour le médecin, il n'existe dans l'homme
que des organes et des fonctions.

2° Les fonctions ne sont que des organes en
exercice; elles ne sont que des effets.

3° Les organes, dans certaines conditions de
forme, de volume, de consistance, de couleur, de
texture, de composition intime, etc, sont dans
l'état normal et exercent des fonctions normales :
c'est l'état de santé.

4° Les organes, dans d'autres conditions de
forme, de volume, de consistance, de couleur, de
texture, de composition, etc., sont dans l'état
anormal et exercent des fonctions anormales :
C'est l'état de maladie.

Organes sains, fonctions saines; organes malades, fonctions malades : *voilà toute la médecine.*

Ce n'est point ici le lieu d'examiner la valeur de ces propositions, dont la conclusion générale ne me semble point absolument rigoureuse. Néanmoins, je ne saurais trop engager les élèves à suivre le cours de ce professeur, qui unit si heureusement à l'étendue du savoir et à l'élévation de la pensée, l'urbanité des manières et les charmes du langage.

Clinique chirurgicale. M. ROUX, professeur.

Parleur diffus et confus, dictionnaire vivant de synonymes, M. Roux n'en est pas moins un des premiers chirurgiens français et par son habileté opératoire et par sa vaste expérience. D'un caractère loyal, franc et généreux, il avoue ses revers avec la même franchise que ses succès. Tous les chirurgiens devraient bien suivre ce noble exemple, car c'est faire marcher la science que de lui signaler les écueils. On reproche cependant à M. Roux d'avoir en chirurgie des opinions trop tranchantes.

Clinique chirurgicale. M. BLANDIN, professeur.

M. Blandin parle mal, nous le savons déjà ; mais il opère à merveille et remplit ses devoirs avec dévouement. Cela suffit pour le recommander aux élèves qui, d'ailleurs, suivent très-assidûment se leçons. J'ajouterai, en terminant,

que M. Blandin a une prédilection toute particulière pour l'érysipèle et la phlébite, dont il parle
sans cesse.

HOPITAL DE LA PITIÉ.

Cet hôpital a été établi en 1809 dans les vastes
bâtiments de la maison des orphelins du faubourg
Saint-Victor, au sud du Jardin-des-Plantes, pour
servir d'annexe à l'Hôtel-Dieu. On l'érigea bientôt en hôpital à part, et aujourd'hui, plus de 600
malades y sont traités à la fois.

L'hôpital de la Pitié a deux cliniques médicales
et une clinique chirurgicale officielle. Les médecins de la Pitié sont MM. Piorry, Gendrin, Serres,
Clément et Piedagnel.

CLINIQUE MÉDICALE.

M. PIORRY, professeur.

Une instruction étendue et forte, un incontestable dévouement à l'art, sont deux qualités que
l'on ne peut sans injustice refuser à M. Piorry.
Malheureusement une opinion trop haute de son
mérite et une confiance trop absolue dans ses
idées l'ont jeté dans des exagérations regretta-
bles et pour lui-même et pour les progrès de la
science. Néanmoins, les élèves suivront avec intérêt cette clinique où ils puiseront beaucoup et
de bonnes idées pratiques.

CLINIQUE MÉDICALE.

M. GENDRIN, professeur.

M. Gendrin est un praticien habile, un écrivain distingué, un professeur éloquent.

Il s'occupe principalement à sa clinique des maladies du cœur.

HOPITAL DE LA CHARITÉ.

Cet hôpital fut fondé par Marie de Médicis, au commencement du dix-septième siècle. Elle fit venir d'Italie, pour le diriger, quelques-uns des membres de la congrégation de Saint-Jean-de-Dieu. Elle les plaça d'abord dans la rue appelée aujourd'hui des *Petits-Augustins*, et alors de *Petite-Seine*. Peu d'années après, en 1607, ils furent installés dans le lieu qu'occupe encore cet établissement. Ce n'est qu'après la révolution de 89 que cet hôpital a reçu son organisation actuelle.

Quatre cliniques, dont deux médicales et deux chirurgicales, y sont établies. Les deux cliniques médicales sont celles de MM. Bouillaud et Fouquier, les deux chirurgicales sont dirigées par MM Velpeau et Gerdy. Les autres médecins et chirurgiens de la Charité sont MM. Boyer, Andral, Cruveilhier et Briquet.

CLINIQUE MÉDICALE.

M. BOUILLAUD, professeur.

« Si, parmi les jeunes professeurs de la Faculté actuelle, il en est un qui a donné dans son début de grandes espérances , c'est bien assurément M. Bouillaud. Instruction première excellente, dignité dans le maintien, parole facile, sagacité comparative portée à un haut degré, tendance habituelle à la généralisation, indépendance de caractère enfin, sont des qualités que personne ne peut lui contester et qui, en le plaçant de bonne heure sur le premier plan, l'y eussent toujours maintenu, si la trop grande conscience qu'il a de son incontestable mérite n'eût fait courir à sa réputation scientifique des chances dont il ne s'est malheureusement pas toujours tiré avec bonheur. »

M. Bouillaud a porté la science du diagnostic à son plus haut degré. Rien n'égale la précision, l'exactitude et l'habileté avec lesquelles il explore une maladie. Mais est-ce à dire pour cela que la pathologie telle qu'il la comprend et l'enseigne, doive être mise, comme il le dit, au rang des sciences exactes ? Le temps n'est malheureusement pas encore venu où cette prétention puisse être sérieusement soutenue.

M. Bouillaud a réduit la thérapeutique à sa plus simple expression en formulant la doctrine des saignées *coup sur coup*, autrement dite la méthode de *jugulation*. Peu de médecins ont jusqu'à présent adopté cette méthode. Mais M. Bouillaud s'en console en disant que la formule des saignées coup sur coup triomphera de ses adversaires, et que la *postérité l'attend !...* Que la postérité attende M. Bouillaud, nous n'en doutons pas ; ses travaux lui méritent assurément cet honneur ; mais quant à sa formule, c'est autre chose, et M. Bouillaud nous permettra de ne pas y croire entièrement.

La clinique de M. Bouillaud attire chaque année un grand nombre d'élèves.

CLINIQUE MÉDICALE.

M. FOUQUIER, professeur.

Après M. Bouillaud, au visage altier, au tempérament bilieux et fébrile, à la parole acerbe et mordante, voici venir M. Fouquier, dont la démarche grave, le maintien modeste, le visage calme, la parole sérieuse annoncent l'homme de savoir et de bon goût. Si l'un, par sa formule jugulatrice, a réduit la thérapeutique à sa plus simple expression, l'autre, au contraire, par ses beaux travaux sur plusieurs médicaments, a enrichi cette science de précieuses découvertes.

M. Fouquier n'a rien sacrifié aux idées nouvelles qui ont agité son temps ; il est resté hippocratiste pur, professeur exact et zélé, bon observateur et brillant thérapeutiste. Malheureusement M. Fouquier vieillit et les élèves l'abandonnent ; mais il lui reste, pour le consoler de cet isolement, une réputation brillamment acquise et le souvenir d'une existence toute entière consacrée au bien.

CLINIQUE CHIRURGICALE.

M. VELPEAU, professeur.

Voici comment un spirituel écrivain de notre époque, M. Amédée Latour, a peint M. Velpeau. Le portrait est trop exact pour que je veuille y changer un trait :

« M. Velpeau est un professeur aimé, le type de l'exactitude et du zèle, le plus brillant et le plus encourageant exemple de ce que peuvent le travail, le courage et la patience. M. Velpeau apporte dans sa chaire des qualités qui lui sont propres, quelque chose *sui generis* qui ne ressemble à rien d'autre, et que, pour ce motif, on a eu tort de vouloir comparer à d'autres individualités. Ce n'est ni cette gravité dans la mimique froide et fière de Dupuytren, la diction lente mais si claire et si limpide de l'illustre chirurgien de l'Hôtel-Dieu, ce diagnostic tantôt si pénétrant et si hardi, tantôt chef d'œuvre d'induction et de souplesse, n'arrivant à la précision que par les

détours calculés, les méandres coquets d'une éli-
mination savante ; ce n'est ni cette facile et sur-
prenante abondance de M. Roux, ni sa rare élégance opératoire, ni cette richesse sans pareille de
faits racontés, succès ou revers, avec une bonne
foi probe et charmante ; c'est autre chose, et cette
autre chose est encore le bien, l'utile, l'instructif.

« M. Velpeau n'a jamais pu s'habituer à ex-
clure la science de la pratique proprement dite.
Ses connaissances profondes de la littérature médicale, son érudition immense et inouïe lui sont
autant de ressources, dans un cas actuel et soumis
aux élèves, pour juger les faits, les doctrines qui
ont eu ou qui ont encore cours dans la science.
Une leçon de M. Velpeau est presque toujours
une savante leçon d'histoire, une instructive leçon
de pathologie, un précieux et utile enseignement
clinique. D'aucuns ont beaucoup blâmé cette alliance de l'érudition, de la science et de la pratique. Hélas ! ils avaient de trop excellentes
raisons pour cela, et leur opposition pourrait
rappeler à M. Velpeau, qui ne dédaigne pas le
mot pour rire, la célèbre et spirituelle réponse de
Rossini à cet amphitryon qui, ne lui servant pas
de truffes, s'excusait sur leur cherté Bah ! répon-
dit l'illustre maestro, ce sont les dindons qui font
courir ce bruit. M. Velpeau improvise avec net-
teté, avec méthode ; sa diction n'est pas de la plus
fine fleur académique ; mais l'abandon, le sans-

façon, la familiarité même qui y règnent ne sont pas sans charmes. Accessible aux élèves et bon pour eux, M. Velpeau est un des professeurs les plus suivis de la Faculté de Paris ; il professe tous les jours et toute l'année. »

CLINIQUE CHIRURGICALE.

M. GERDY, professeur.

M. Gerdy fait, comme nous l'avons vu, le cours de pathologie externe à la Faculté La science et les élèves doivent donc lui savoir gré des leçons qu'il veut bien faire encore à la Charité, leçons d'autant plus précieuses qu'elles ont lieu au lit du malade, ou souvent M. Gerdy, à l'exemple de M. Rostan, se plait à interroger les élèves. Je conseille principalement cette clinique à tous ceux qui commencent.

HOPITAL CLINIQUE DE LA FACULTÉ.

Cet hôpital, situé place de l'Ecole de Médecine, n'existe que depuis quelques années. Deux cliniques y sont seulement établies : l'une de chirurgie, confiée à M. J. Cloquet, l'autre d'accouchement, que dirige M. P. Dubois.

La clinique de M. Cloquet est remarquable entre toutes par l'absence permanente du chirurgien à qui elle est confiée.

Quant à celle de M. Dubois, je ne m'en occuperai qu'au cinquième examen.

HOPITAUX EXCENTRIQUES.

HOPITAL DU MIDI.

Situé dans le faubourg Saint-Jacques, cet hôpital, dont les bâtiments étaient occupés autrefois par des Capucins, fut d'abord destiné, en 1781, à recevoir des nourrices et des enfants atteints de syphilis en naissant. Ce ne fut qu'en 1792 qu'on y admit tous les individus, hommes et femmes, atteints de maladies syphilitiques. Depuis quelques années seulement, les femmes en sont exclues et reléguées à l'hôpital de l'Oursine. Aujourdhui les malades y sont traités avec assez d'humanité, mais il n'en a pas toujours été ainsi. Peut-être mes lecteurs me sauront-ils gré de leur donner ici un petit aperçu historique des traitements que subissaient les vérolés dans les siècles d'ignorance et de barbarie qui ont précédé le nôtre.

A l'époque (1) où la syphilis parut en Europe, vers 1493, dans l'ignorance où on était du véritable mode de transmission de la maladie, et dans la pensée qu'elle pouvait se contracter à distance, soit en parlant soit en mangeant avec les personnes infectées, on publia contre les vérolés des ordonnances dont la sévérité extrême leur fit

____

(1) Cette digression historique est extraite d'un ouvrage manuscrit sur les maladies vénériennes que je me propose de publier incessamment.

manquer le but qu'elles se proposaient d'atteindre: on trouve dans les registres du parlement de Paris un arrêt du 6 mars 1497, qui défend aux vérolés, sous peine capitale (la peine de la hart), tout commerce avec les personnes saines, enjoint aux étrangers de sortir de la ville dans les vingt-quatre heures, et aux Parisiens de se retirer au bourg de Saint-Germain-des-Prés, pour être enfermés dans une prison où les attendaient des châtiments corporels.

Une ordonnance semblable fut promulguée le 22 août 1512 par arrêt du Parlement. On y trouve « qu'on louerait une maison pour loger les vérolés, et que le loyer serait pris sur les deniers provenus des amendes. »

Ces ordonnances furent souvent renouvelées, non seulement à Paris, mais encore dans les principales villes de France, où la maladie sévissait également. Mais l'expérience apprenant avec le temps quel était le véritable mode de transmission de la maladie vénérienne, on se relâcha peu à peu de la sévérité des premiers édits, et enfin il fut permis aux malades de demeurer où ils voudraient et de se faire traiter selon leur fantaisie. Toutefois, des hôpitaux furent ouverts pour y recevoir les pauvres. C'est ainsi qu'à Paris on leur consacra successivement l'hôpital de la Trinité, dans la rue Saint-Denis, en 1536 ; l'hôpital de Saint-Eustache, sur la paroisse du même nom, en 1537 ; l'hôpital de Saint-Nicolas, en 1541 ; l'hôpital de l'Oursine, en 1550, Bicêtre, la Salpétrière , enfin l'hôpital du Midi.

Mais cette hospitalité leur était chèrement vendue, ainsi que le prouve la manière horrible dont ils étaient traités dans ces asiles : la moitié des malades se couchaient quatre par lit, depuis huit heures du soir jusqu'à une heure après minuit, et les autres depuis une heure jusqu'à sept heures du matin ; les soupentes où on les entassait n'avaient quelquefois que sept pieds de haut, et les fenêtres, clouées et même murées, ne s'ouvraient jamais pour renouveler l'air ; enfin , les malades attendaient pendant six mois, neuf mois, et quelquefois un an , avant que d'être soignés , et, à une époque où le roi et toute la cour se livraient à la débauche la plus effrenée, les indigents, qui souffraient par suite de vices analogues, ne pouvaient, d'après les ordres exprès de l'administration , être reçus dans ces lieux de souffrance sans être fustigés avant et après leur traitement.

Sous le règne de Louis XVI, cet état de choses commença à se modifier ; mais les améliorations, d'abord très-lentes, ne se firent réellement sentir qu'à la fin du dernier siècle, quand la philosophie secoua la poussière du moyen-âge. Aujourd'hui , je le répète, les malades sont traités avec assez d'humanité ; cependant, il serait à désirer que l'administration surveillât plus attentivement le service, et ne laissât pas les malades exposés, comme ils le sont souvent, à la brutalité des infirmiers et autres gens qu'elle emploie. Espérons qu'avec le progrès des lumières disparaîtront encore ces derniers vestiges des préjugés d'un autre âge.

Une seule clinique particulière se fait à l'Hôpital du Midi ; c'est celle de M. Ricord. Les autres médecins sont MM. Puche et Vidal (de Cassis).

CLINIQUE DES MALADIES VÉNÉRIENNES.

M. RICORD, professeur.

M. Ricord est doué de deux qualités rarement unies : il est à la fois homme d'esprit et homme de science. Ce double mérite rehaussé par l'urbanité de ses manières et les charmes de son langage, explique et justifie ses succès dans le monde et parmi les élèves.

M. Ricord a changé la face de la science des maladies vénériennes. Au chaos il a substitué l'ordre ; à l'obscurité, la lumière ; à l'incertitude, une doctrine rigoureuse et logique. Cette doctrine, vaillamment soutenue chaque année devant un auditoire nombreux d'élèves et de jeunes médecins, triomphera des entraves que lui opposent encore l'ignorance, l'esprit de routine et l'envie. Elle triomphera, en dépit des résistances académiques, parce qu'elle a la puissance de la vérité.

M. Ricord fait des leçons charmantes, étincelantes d'esprit, pétillantes de verve, nourries de bonnes et fortes idées. Il amuse et instruit en même temps.

Omne tulit punctum qui miscuit utile dulci,

disait Horace. L'*omne punctum* revient de droit à M. Ricord.

HOPITAL DE L'OURSINE.

Cet hôpital, situé rue de l'Oursine, est depuis quelques années exclusivement consacré aux femmes atteintes de maladies syphilitiques. Je ne devrais point en parler dans ce livre, attendu que *les élèves n'y sont pas admis.* Mais je n'ai pu passer sous silence un abus aussi révoltant, et m'empêcher de protester contre ce mépris que l'administration des hôpitaux semble faire des élèves en médecine, en leur interdisant l'entrée de cet hôpital ! Une telle mesure est inexplicable, ou plutôt, je me trompe, s'explique par l'esprit étroit, mesquin et rétrograde de gens qui méconnaissent à chaque instant leurs devoirs envers la science. N'est-ce pas en effet le comble de l'ineptie, que de fermer ainsi aux élèves le seul lieu où ils puissent étudier les maladies syphilitiques chez la femme ? Et pourquoi, s'il vous plaît ? Craignez-vous pour la morale publique ? avez-vous peur du scandale ? Messieurs les philanthropes, rassurez-vous ; les élèves savent se respecter aussi bien que vous; ils savent ce qu'ils doivent à l'humanité et le prouvent tous les jours. D'ailleurs, prenez des mesures, si vous craignez; mais de grâce ne fermez pas aux jeunes gens une mine féconde d'instruction ; ne sacrifiez pas à de sots et vains scrupules les intérêts sacrés de la science !... Mais à quoi bon parler aux gens qui ne veulent pas entendre ?

Dans un tel état de choses, nous demandons si la Faculté ne pourrait pas obtenir que dans un des hôpitaux du centre, un service de quelques lits, consacrés aux maladies syphilitiques de la femme, fût établi, afin que les élèves pussent compléter sous ce rapport leur instruction médicale. Espérons que nos plaintes seront entendues.

Je dois dire, à la louange de M. HUGUIER, chirurgien de l'Oursine, qu'il a fait tout ce qui est en son pouvoir pour remédier aux fâcheux effets de cette prohibition. Chaque année, il fait un cours sur les maladies syphilitiques chez la femme, où il réunit les quelques élèves qui ont le courage de se soumettre à toutes les sottes formalités exigées pour pénétrer, non pas dans les salles, mais dans l'amphithéâtre de cet hopital.

Les autres médecins et chirurgiens de l'Oursine sont MM. Hardy et Denonvilliers.

HÔPITAL NEKER,
Rue de Sèvres.

La maison qui forme aujourd'hui cet hôpital était autrefois occupée par les Bénédictines. En 1779, Louis XVI ayant accordé une rente annuelle de 42,000 francs pour établir un hôpital de 120 lits, Mme Necker en prit la direction. Elle loua le couvent supprimé de ces religieuses pour y fonder cette œuvre de la bienfaisance royale. La maison porta d'abord le nom d'hospice des paroisses de Saint Sulpice et du Gros-Caillou. Pendant la révolution, elle reçut le nom d'hospice de l'Ouest. Aujourd'hui cet hôpital porte avec justice le nom de celle qui, par son dévouement et sa charité, doit en être regardée comme la véritable fondatrice.

Une seule clinique, celle de M. Trousseau, est établie dans cet hôpital. Les autres médecins et chirurgiens sont MM. Bricheteau, Hervez de Chegoin, Lenoir et Civiale.

CLINIQUE DES MALADIES DES ENFANTS NOUVEAU-NÉS.
M. TROUSSEAU, professeur.

Observateur ingénieux, thérapeutiste habile et professeur éloquent, M. Trousseau attire les élèves partout où il prend la parole, dans l'amphithéâtre de l'école comme dans son hôpital.

On reproche à M. Trousseau de pousser le

scepticisme en médecine un peu trop loin, et de se passionner trop vite et trop légèrement pour les nouveautés en thérapeutique. Il y a contradiction dans ces deux termes du reproche, mais l'esprit humain nous en offre plus d'un exemple. La science et les élèves sauront gré néanmoins à M. Trousseau des efforts qu'il fait pour éclairer le diagnostic et le traitement des maladies si souvent obscures des nouveau-nés. Ce cours doit être suivi.

J'engage également les élèves à visiter le service de M. Civiale pour y étudier la lithotritie et le cathétérisme.

HÔPITAL DES ENFANTS,

Rue de Sèvres.

Cet hôpital, où sont admis les enfants des deux sexes de 2 à 15 ans. a été créé en 1802.

M. Guersant fils y fait tous les jeudis des conférences sur les maladies chirurgicales des enfants, qu'il est utile de suivre. M. Guersant n'est pas éloquent, mais c'est un chirurgien actif, laborieux, d'un esprit droit et logique.

M. J. Guérin est chargé d'un service spécial pour les difformités de la taille. J'engage les élèves à le visiter. M. Guérin est un orthopédiste distingué, dont le seul défaut, à mon avis, est d'avoir trop d'esprit et une imagination trop vive.

Quoiqu'il en soit, M. J. Guérin a fait marcher la science et a étendu le domaine de l'art.

HOPITAL SAINT-LOUIS.

Cet hôpital, situé à l'extrémité du faubourg du Temple, fut fondé sous le regne de Henri IV. C'est un des plus beaux, des plus vastes et des mieux appropriés à sa destination. Il est consacré au traitement des maladies de la peau et à certaines affections chroniques, telles que les scrofules, les rhumatismes. On y reçoit également les maladies syphilitiques; il y a de plus un vaste service de chirurgie où sont reçus tous les blessés qui abondent dans ce quartier populeux.

Les cliniques particulières établies dans cet hôpital sont au nombre de quatre; trois ont pour objet les maladies de la peau, et sont dirigées par MM. Gibert, Devergie et Cazenave. Celle de M. Gibert est la plus fréquentée et mérite cette préférence. La quatrième est chirurgicale et est dirigée par M Malgaigne. Les leçons, comme sait les faire ce chirurgien, ont lieu tous les vendredis.

Les autres médecins et chirurgiens de l'hôpital Saint-Louis, sont MM. Lugol, Emery et Jobert.

HOSPICES.

HOSPICES DE BICÊTRE ET DE LA SALPÊTRIÈRE.

Les élèves devront visiter ces deux hôpitaux pour l'étude des maladies mentales.

Les médecins chargés de ce service sont, pour la Salpêtrière, MM. Falret, Lelut, Baillarger; pour Bicêtre, MM. Voisin et Leuret.

DISPENSAIRES PARTICULIERS.

Dispensaire et clinique ophthalmologiques de **M. SICHEL**, rue de l'Observance, 6.

M. Sichel est le plus célèbre ophthalmologiste de notre époque. Dévoué à la science et à l'humanité, observateur habile et consciencieux, opérateur consommé, homme d'érudition, M. Sichel mérite le sucès qu'il obtient et la réputation dont il jouit. Un concours immense de malades et d'élèves se porte chaque jour à ses savantes consultations.

Dispensaire et clinique ophthalmologiques de **M. DESMARRES**, rue des Fossés-Saint-Germain, 14.

M. Desmarres marche avec succès dans la voie ouverte par son ancien maître, M. Sichel. Beaucoup de malades et beaucoup d'élèves fréquentent aussi sa clinique. Les premiers y trouvent les secours d'une habile thérapeutique ; les seconds y puisent une bonne et une forte instruction. M. Desmarres exerce individuellement ses élèves au diagnostic, les interroge en présence des malades sur les diverses parties de l'ophthalmologie et discute devant eux les indications thérapeutiques. C'est ainsi qu'il les familiarise en peu de temps avec cette branche importante de l'art médical, et justifie l'empressement que ceux-ci mettent à suivre ses leçons.

Trois autres dispensaires, consacrés à la même spécialité, cherchent à rivaliser avec les précédents. Ce sont ceux de MM. BLANCHET, TAVIGNOT et COURSSERANT. Le talent qui distingue ces jeunes praticiens nous rassure pour l'avenir de l'ophthalmologie française.

Une question : N'est-il pas singulier que tandis qu'il y a pour les maladies syphilitiques, pour les maladies de la peau, pour les aliénés, etc., plusieurs cliniques particulières, l'oculistique ne soit point représentée dans les hôpitaux de Paris? N'est ce pas une branche de l'art tout aussi importante que les autres, et qui exige, plus que celle-ci peut-être des connaissances et des études spéciales? D'où vient donc cet oubli ?

Dispensaire et clinique des maladies de la peau, dirigé par **M. DUCHESNE-DUPARC**, rue du Paon-Saint-André.

M. Duchesne-Duparc est l'élève d'Alibert. Le cours qu'il fait à son dispensaire et les ouvrages qu'il publie prouvent qu'il a su mettre à profit les leçons de son illustre maître.

BIBLIOGRAPHIE.

Le nombre des livres écrits sur la pathologie est immense. Je me bornerai à indiquer seulement les livres classiques que les élèves doivent lire ou consulter.

Pathologie générale.

CHOMEL. — Éléments de pathologie générale, 3ᵉ édit. Paris, 1841, in-8.

J'indique ce livre, parce que son auteur est quelquefois examinateur. C'est le seul mérite qui, selon moi, le recommande aux étudiants, mais il suffit.

ROSTAN. — Cours élémentaire de diagnostic, de pronostic, d'indications thérapeutiques, ou cours de médecine clinique. Paris, 1830. 3 vol. in-8.

Le meilleur guide que les élèves puissent prendre pour leurs études cliniques. Pourquoi M. Rostan n'en publie-t-il pas une nouvelle édition ?

DUBOIS-D'AMIENS. — Traité de pathologie gégérale. Paris, 1839. 2 vol. in-8.

Vous trouverez dans ce livre des idées élevées, philosophiques, une conception large et féconde de la science des maladies, une discussion toujours logique et rigoureuse des faits. C'est un des meilleurs traités de ce genre. Même question qu'à M. Rostan.

Pathologie interne.

BOUILLAUD. — Traité de nosographie médicale. Paris, 1846. 5 vol. in-8.

Le nom de l'auteur garantit le mérite de l'ouvrage. L'apparition de ce livre, attendu depuis longtemps, a cependant fait peu de sensation dans le monde médical. M. Bouillaud l'a publié trop tard.

GRISOLLE. — Traité élémentaire et pratique de pathologie interne, 2ᵉ édit. 2 vol. in-8. Paris, 1846.

Les élèves achètent cet ouvrage pour préparer leur troisième examen. C'est la médecine de M. Chomel a qui le livre est dédié.

PIORRY. — Traité de médecine pratique et de pathologie iatrique et médicale, 8 vol. in-8, 6 vol. parus.

Les élucubrations néologiques dont M. Piorry a rempli cet ouvrage sont peu propres assurément à faire ressortir ce qu'il contient de bon.

BARTH et **ROGER** — Traité pratique d'auscultation suivi d'un précis de percussion, 2ᵉ édit. 1841, in-18.

Un chef-d'œuvre de clarté, d'élégance et de précision.

Pathologie externe.

BOYER. — Traité des maladies chirurgicales et des opérations qui leur conviennent, 5ᵉ édit., annotée par Philippe Boyer et publiée en 7 volumes.

Les annotations dont cette édition est *enrichie*, me font l'effet de barraques appuyées contre un imposant et magnifique édifice. Les œuvres du génie doivent être respectées : on les gâte en voulant les rajeunir.

NELATON. — Eléments de pathologie chirurgicale; deux volumes ont paru.

OEuvre d'un praticien consciencieux et savant. Nous attendons la suite avec impatience.

VIDAL (de **CASSIS**.) — Traité de pathologie externe et de médecine opératoire, 2ᵉ édit. avec 520 figures intercalées dans le texte. 1846. 5 vol. in-8.

Ouvrage aujourd'hui classique, entre les mains de tous les étudiants. Il justifie d'ailleurs son succès.

ROCHE, **SANSON** et **LENOIR**. — Nouveaux éléments de pathologie médico-chirurgicale, ou traité théorique et pratique de médecine et de chirurgie, 4ᵉ édition, 1844. 5 vol. in-8.

Encyclopédie complète de pathologie. Ouvrage revu, corrigé et rajeuni quant à la partie médicale, toujours neuf et bon pour la chirurgie. Héritage de Dupuytren.

CHELIUS. — Traité de chirurgie traduit de l'allemand par J.-B. Pigné. Paris, 1835-1839. 2 vol. in-8.

Livre exotique, théorique et pratique. Excellent ouvrage, digne en tous points de l'hospitalité que nous lui donnons.

Spécialités, monographies.

BOUILLAUD. — Traité clinique des maladies du cœur. 2e édit. Paris, 1841. 2 vol. in-8.

La plus profonde et la plus consciencieuse étude du cœur humain.

LAENNEC. — Traité du diagnostic des maladies des poumons et du cœur. 4e édit. annotée par Andral. 3 volumes in-8.

Ouvrage coulé en bronze. Tout élève doit le lire.

RILLET et **BARTHEZ**. — Traité clinique et pratique des maladies des enfants. 3 vol. in-8. Paris, 1843.

Trop de détails, trop d'analyse, absence de synthèse et de généralisation. Livre rempli de riches matériaux. Faites-y votre choix.

BOUCHUT. — Manuel pratique des maladies des nouveau-nés et des enfants à la mamelle. Paris, 1844. 1 vol. in-18.

Excellent manuel. Résumé de la pratique de M. Trousseau à l'hôpital Nécker.

GIBERT. — Manuel des maladies spéciales de la peau. 2e édit. Paris, 1 vol. in-8.

Pure quintessence de toutes les amplifications publiées sur les dermatoses.

HUNTER. — Traité de la syphilis, traduit par Richelet et annoté par **RICORD**. 1 vol. in-8, 1845.

Œuvre de génie. Le plus beau des monuments élevés à la science des maladies vénériennes.

RICORD. — Traité pratique des maladies vénériennes. Paris, 1838. 1 vol. in-8.

Ce livre est plutôt un mémoire sur l'inoculation syphilitique qu'un traité didactique. Très-utile cependant pour la thérapeutique. Couronné par l'Institut.

SICHEL. — Traité d'ophthalmologie. 1 vol. in-8, Paris, 1837.

Édition épuisée. M. Sichel est prévenu que la science et les élèves attendent impatiemment une nouvelle édition.

DESMARRES.—Traité théorique et pratique des maladies des yeux. 1 vol. in-8. Paris, 1847.

Ouvrage bien écrit, essentiellement pratique, rempli de saines idées, d'aperçus nouveaux et ingénieux. C'est incontestablement le livre le meilleur et le plus complet que les élèves puissent actuellement choisir pour l'étude de l'ophthalmologie.

TAVIGNOT. — Traité clinique des maladies des yeux, 1 vol. in-18, 1847.

Je recommande également ce livre aux élèves et aux médecins : c'est l'œuvre d'un praticien instruit. Méthodique, précis, court et néanmoins complet, il convient surtout à ceux qui veulent s'initier promptement à la connaissance des maladies des yeux.

ITARD. — Traité des maladies de l'oreille et de l'audition, 2e édit. publiée par les soins de l'Académie de médecine. Paris, 1842, 2 vol. in-8.

Livre aussi riche de fond que brillant de forme.

FAVROT.— Etudes sur les maladies des femmes. 1 vol. in-8. Paris, 1847.

Vous trouverez dans ce livre une exposition claire et juste, une discussion toujours indépendante et habile des idées de nos maîtres sur ce sujet. Excellent guide pour le praticien dans cette branche difficultueuse et délicate de l'art médical.

Médecine opératoire et petite chirurgie.

VELPEAU.—Nouveaux éléments de médecine opératoire, 2e édit. Paris, 1839. 4 vol. in-8 et atlas in-4.

Vaste magasin de science et d'érudition. Livre de cabinet et non d'amphithéâtre.

MALGAIGNE. — Manuel de médecine opératoire, 4e édit. Paris, 1843, in-18.

Bon résumé. Quatre éditions en attestent la valeur,

LISFRANC. — Précis de médecine opératoire, 3 vol. in-8.

Le fruit de quarante années consacrées à la science et à la pratique. Ouvrage malheureusement interrompu par la mort prématurée et à jamais regrettable de son auteur.

AUZIAS-TURENNE. — Formulaire d'opérations chirurgicales. 1 vol. in-18.

La clarté et la précision aphoristique des descriptions font de ce livre le meilleur guide que puisse consulter l'élève pour ses travaux d'amphithéâtre et le praticien pour se préparer à une opération. Ce titre modeste cache une foule d'idées neuves et originales que l'homme de science saura y découvrir : *multa paucis.*

BERNARD et **HUETTE**.—Précis iconographique de médecine opératoire. 1 vol. in-18, texte et planches.

Quant au texte, il est clair, bref, méthodique, comme il convient à un livre de ce genre. Quant aux planches, elles sont irréprochables, sous le double rapport du fini et de l'exactitude. En résumé, c'est un bon livre pour les manœuvres de l'amphithéâtre et pour l'étude du cabinet.

JAMAIN.—Manuel de petite chirurgie, 1 vol. in-18.

Bien appliquer un pansement, placer habilement un bandage, exécuter adroitement toutes les petites opérations de la pratique journalière, voilà ce que vous apprendra ce livre.

Il me reste, pour terminer ce chapitre, à indiquer ici les livres qui doivent faire rigoureusement partie de la bibliothèque particulière de l'étudiant en médecine pour la préparation du 3ᵉ examen.

Pathologie générale. **CHOMEL, DUBOIS D'AMIENS.**

Pathologie interne. **GRISOLLE.**

Pathologie externe. **BOYER, VIDAL DE CASSIS.**

Médecine opératoire. **MALGAIGNE.**

MANUEL *du* 3ᵉ *Examen.*

CHAPITRE VII.

QUATRIÈME EXAMEN DU DOCTORAT. — MATIÈRE MÉDICALE, THÉRAPEUTIQUE, HYGIÈNE ET MÉDECINE LÉGALE.

Cet examen se compose de questions diverses faites sur ces quatre branches des sciences médicales, d'un rapport médico-légal et d'une ou plusieurs formules que le candidat rédige séance tenante.

J'ai dit, dans un des chapitres précédents, que la médecine est un art auquel on arrive par le chemin de la science.

Nous avons parcouru la route scientifique, il nous reste maintenant à explorer le domaine de l'art, c'est à dire à étudier les applications des sciences qui nous sont acquises soit au maintien, soit au rétablissement de la santé de l'homme. L'*hygiène*, la *matière médicale* et la *thérapeutique* concourent à ce but. Nous nous occuperons ensuite d'une quatrième branche scientifique, la *médecine légale*, qui a pour objet la grave et redoutable mission d'éclairer les investigations de la justice. Quant à *l'art des accouchements*, qui devrait, comme étude d'application, trouver ici sa place, nous n'en parlerons que dans le chapitre suivant, attendu que sa connaissance n'est exigée qu'au cinquième examen.

S'il est important pour l'homme de savoir remédier aux maladies qui tourmentent et menacent son existence, il n'est pas moins important qu'il sache les prévenir, qu'il apprenne à conserver son organisme dans ses conditions normales, dans son intégrité nécessaire au libre développement et à l'entier exercice de ses facultés physiques et morales.

L'homme, a dit un philosophe, est un petit monde dans le grand, ce qui veut dire que chaque individu de l'espèce humaine est comme un centre actif et intelligent au milieu de l'univers qui l'enveloppe, un foyer d'attraction et de répulsion fatalement soumis à tous les agents de la nature, mais pouvant, à son tour, réagir volontairement sur eux. D'un côté, la nature lui oppose des éléments de destruction de toute espèce, qui mettent à chaque instant en péril sa fragile organisation ; de l'autre, elle lui montre des éléments de sécurité et de conservation ; se soustraire aux premiers et se faire un bouclier des seconds, tel doit être le but de ses efforts, tel est l'objet dont la connaissance pratique constitue la partie de l'art médical que l'on nomme *hygiène*.

Cet art conservateur de la santé embrasse l'étude de l'homme considéré soit *individuellement*, sous le rapport des différents caractères physiologiques qui lui sont propres, soit *collectivement*, dans ses relations avec les climats où il se trouve, avec la société dont il fait partie, avec les différents genres de vie qu'il est obligé de suivre. De là la distinction établie entre l'*hygiène privée* ou théorie du régime applicable à la satisfaction des besoins naturels de chaque individu, et l'*hygiène publique*, ou préceptes généraux relatifs à toutes les influences que subissent les hommes réunis en société. Cette distinction n'est pas absolument rigoureuse, attendu que l'homme, considéré isolément, est une abstraction ; que son genre de vie, ses habitudes, son régime, sont modifiés par ses rapports sociaux, rapports qui eux-mêmes varient selon les temps, les coutumes, les mœurs, les institutions, etc.

Quoi qu'il en soit, ce but de l'hygiène, la conservation de la santé, ne peut malheureusement pas être toujours atteint ; il arrive que l'ordre physiologique de l'organisme s'altère, que l'homme devient malade : il faut alors avoir recours à un autre art, celui de rétablir l'équilibre harmonique des fonctions, de guérir, en un mot, par l'emploi des modificateurs que la science a découverts. Cet art a reçu le nom de *thérapeutique*. Occupons-nous d'abord des moyens dont il dispose.

Les agents qu'emploie la thérapeutique lui sont fournis par l'*hygiène*, par la *matière médicale* et par la *médecine opératoire*.

Dans beaucoup de cas l'hygiène seule, c'est-à-dire un régime de vie en rapport avec les besoins de l'organisme dans l'état de maladie, suffit pour rétablir la santé. Souvent, en effet, l'équilibre des fonctions un moment troublé par une cause morbifique, tend à se rétablir de lui-même, et il suffit alors de placer l'individu malade dans les conditions hygiéniques favorables à cette tendance médicatrice. « Davantage, les plus experts qui ont escrit de la médecine, dit Ambroise **Paré**, affirment la cure des maladies faite par régime surpasser celle qui se fait par autre voye : même qu'il est plus expédient sortir d'une maladie par bonne manière de vivre que par médecines, qui sont fâcheuses à prendre, difficiles à retenir, pénibles en leur opération. »

Mais tel n'est pas toujours la marche de la nature ; souvent aussi le médecin doit intervenir soit pour exciter, soit pour modérer, soit pour régulariser les réactions de l'organisme contre la maladie. Il faut alors qu'il ait recours à la *matière médicale*, qui lui donne le moyen de satisfaire à ces indications.

Cette science comprend la connaissance des caractères naturels et des propriétés physiques et chimiques de toutes les substances médicamenteuses des trois règnes, ainsi que de leurs effets sur l'homme, et des doses auxquelles on doit les administrer. La partie de l'art qui enseigne la manière de les extraire, de les préparer et de les conserver, a reçu le nom de *pharmacologie*.

Un autre art fort important, et dont je ne saurais trop recommander l'étude aux élèves, c'est celui de *formuler*, c'est-à-dire de prescrire par écrit au lit du malade, les médicaments propres à le guérir, de les grouper, de les réunir sous diverses formes, d'indiquer leurs doses, leur mode d'administration, etc. Sans cette connaissance pratique, le médecin, quel que soit d'ailleurs son savoir, se trouvera, dans beaucoup de cas, cruellement embarrassé ; et le monde, qui ne juge souvent que sur les apparences, ne verra dans son embarras qu'une preuve d'ignorance et d'incapacité. Cet art est malheureusement assez difficile ; et cette difficulté est loin d'être aplanie par nos formulaires actuels, qui ne sont autre chose que des amas informes, des assemblages incohérents de recettes médicamenteuses prises au hasard, et au milieu desquelles l'esprit se perd et la mémoire se trouble. Sous ce rapport, je ne crains pas de le dire, les formulaires sont des ouvrages plutôt nuisibles qu'utiles. Le plan de ce livre ne me permettant pas d'entrer ici dans des détails sur cette question, je renvoie le lecteur au Traité de thérapeutique de Trousseau et Pidoux.

où ils trouveront d'excellents préceptes pour la pratique de cet art. Mais revenons à notre sujet.

Procédés hygiéniques, agents médicamenteux et opérations chirurgicales, tels sont, en résumé, les moyens dont la thérapeutique dispose pour guérir les maladies. Quant aux opérations chirurgicales, cette *ultima ratio* de l'art médical, je n'ai rien à ajouter à ce que j'en ai dit dans le chapitre précédent, à l'article *médecine opératoire*. Examinons maintenant l'enseignement actuel de la thérapeutique.

En traitant plus haut de la pathologie, nous nous sommes demandé si cette partie de la médecine, telle qu'elle est comprise et enseignée aujourd'hui à la Faculté de Paris, peut être considérée comme une science? La même question se reproduit ici pour la thérapeutique médicale. Cette branche de la médecine, telle qu'elle est comprise et enseignée de nos jours, est-elle un art dans toute l'acception du mot, c'est-à-dire un ensemble de préceptes se rattachant à des principes scientifiques fondamentaux? La réponse que nous devons faire à cette seconde question n'étant que le corollaire de celle que nous avons faite à la première, est facile à prévoir. Non, la thérapeutique, telle qu'elle est enseignée dans nos écoles, n'est point un art ; car il n'y a pas de principes là où il n'y a point de doctrine, et sans principes l'art n'existe pas. Aussi, voyez quelle divergence dans les méthodes de traitement employées et vantées par nos maîtres !

Ici, on préconise la saignée coup sur coup ; là, on traite d'assassins ceux qui osent employer la lancette ; plus loin, c'est le plessimètre qui vous indique *à coup sûr* les médicaments dont il faut faire usage ; dans tel service, je n'entends parler que de purgatifs ; dans tel autre, que de quinquina, de toniques, etc., etc., et, chose remarquable ! ces méthodes, si différentes entre elles, viennent toutes, la tête haute, armées de la statistique, proclamer leur succès et vanter leur supériorité : chacune d'elles se croit appelée à sauver l'humanité, à être son palladium contre les maladies qui l'assiégent !... Mais que prouvent la plupart de vos succès, si ce n'est le triomphe des efforts de la nature contre les maladies que vous prétendez avoir guéries ? Les magnétiseurs, les homœopathes, tous les charlatans de bas étage n'ont-ils pas aussi des succès magnifiques à l'appui de leurs ridicules prétentions ?... C'est que, fort heureusement pour l'humanité, la force médicatrice, je le répète, est là qui presque toujours veille au salut du malade et le guérit en dépit même d'une mauvaise médication. Sans cette force providentielle en serait-il ainsi ? verrions-nous les méthodes de traitement les plus extravagantes et les plus opposées, réussir néanmo   et compter leurs succès ? verrions-nous des passes magnétiques, des globules homœopathiques et autres niaiseries de ce genre guérir une seule maladie ? Non sans doute.

Mais, dira-t-on, vous doutez de la puissance de l'art ; médecin, vous niez la médecine... Après la profession de foi que j'ai faite au commencement de ce livre, ce reproche ne saurait m'atteindre. Loin de méconnaître la puissance de l'art, c'est au contraire en relever la dignité que d'en signaler les écarts, et de réduire à leur juste valeur des prétentions exagérées. L'art médical existe, mais je dis et je maintiens qu'il faut être très-réservé dans l'appréciation des effets prétendus salutaires d'une médication quelconque, et se défendre d'un enthousiasme irréfléchi pour toute thérapeutique individuelle.

Ces paroles ne s'adressent pas cependant à tous les professeurs de clinique ; je dois dire, pour être juste, que beaucoup d'entre eux, loin de s'abandonner aux excentricités dont je viens de combattre les dangereuses prétentions, suivent dans leur thérapeutique les sages préceptes de la raison et de l'expérience. Mais un reproche beaucoup plus grave qu'il est de mon devoir de faire entendre, c'est le peu de soin que l'on apporte généralement dans l'enseignement de cette branche de la médecine. La plupart des chefs de service ne se préoccupent sérieusement que du diagnostic des maladies ; et, lorsqu'ils ont plus ou moins bien disserté sur les motifs qui les portent à reconnaître telle ou telle affection morbide, à peine s'ils daignent parler à leurs élèves des indications curatives ; comme s'ils doutaient de la puissance de l'art ou pensaient avoir assez fait en signalant le mal, sans discuter la valeur et l'apportunité des remèdes. Il en résulte que les élèves négligent forcément la partie la plus importante de leurs études, dont le but définitif est de guérir. Ce n'est pas que je veuille révoquer en doute la nécessité d'un diagnostic rigoureux pour le traitement d'une maladie ; je sais et je proclame, au contraire, que la connaissance précise de la nature, du siége et de l'étendue du mal, est indispensable à toute thérapeutique rationnelle ; mais je dis qu'il n'est pas moins nécessaire de connaître également les divers agents médicamenteux ou autres, sous tous rapports, qui intéressent l'art de guérir. C'est là une de ces vérités vulgaires que ne devraient jamais oublier les hommes qui ont pour mission l'enseignement pratique de la médecine.

Quoiqu'il en soit, au milieu de ce conflit d'opinions et de systèmes contradictoires, à quelle méthode, à quelle doctrine, l'élève devra-t-il s'attacher ? quels seront les principes régulateurs de ses premiers essais dans l'art difficile de guérir, alors que revêtu de l'habit doctoral, il prendra sous sa responsabilité la vie et la santé de ses semblables ?

Pour le médecin digne de ce nom, pour le penseur qui sait dégager son esprit de l'étroite ornière de la routine, le traitement de chaque maladie, ou plutôt de chaque malade, est un nouveau problème dont la solution exige toutes les ressources du savoir et de l'imagination. Mais cette dernière faculté de l'intelligence peut aisément s'égarer, si elle manque de principes généraux qui lui servent comme de jalons dans le vaste champ de la thérapeutique. Il importe donc que nous tracions ici ces grands principes régulateurs de l'art de guérir. Ils sont au nombre de trois.

1° Lorsqu'on juge que la force médicatrice de la nature suffit seule pour amener la guérison, ou que le mal est absolument incurable, s'abstenir de toute prescription médicamenteuse ou au moins n'administrer que certaines substances insignifiantes, c'est-à-dire sans action thérapeutique sensible, et seulement pour soutenir le moral du malade ou ne pas lui découvrir l'impuissance de l'art. Les préceptes de l'hygiène suffisent seuls dans ces cas. *Medici plus interdum quiete quam movendo et agendo proficiunt.*

2° Lorsqu'on s'aperçoit, au contraire, que la maladie exige l'intervention active de la thérapeutique, ne prescrire que des remèdes dont l'action est en rapport avec la nature présumée du mal, ce qui constitue la *méthode rationnelle;* ou des remèdes dont l'expérience a sanctionné l'efficacité, bien qu'il soit impossible de saisir le lien logique qui rattache leur vertu curative à la nature des phénomènes morbides, ce qui constitue la *méthode empirique.*

3° Quelle que soit la méthode qu'on emploie, ne jamais oublier de tenir compte , dans l'administration des médicaments, des *indications* qui dépendent des idiosyncrasies, des tempéraments, de l'âge des habitudes , des maladies antérieures, etc.

Telles sont les règles que doit toujours suivre le médecin dans sa thérapeutique. La raison et l'expérience s'accordent pour en démontrer la sagesse.

Nous venons d'examiner les principales questions relatives à l'étude et à l'enseignement des parties de la médecine qui ont pour objet immédiat la conservation ou le rétablissement de la santé. Occupons-nous maintenant d'une autre branche non moins importante des sciences médicales, dont la connaissance est exigée des candidats au quatrième examen.

« La *médecine légale* a été définie par les auteurs anciens *l'art de faire des rapports en justice :* mais les progrès des sciences naturelles ayant rendu leurs applications à la jurisprudence plus fréquentes, plus nombreuses et plus précises, les attributions du médecin légiste se sont beaucoup plus étendues. Aussi tous les auteurs modernes ont-ils senti la nécessité de donner de la médecine légale une définition plus complète et plus exacte.

Selon M. Orfila, *la médecine légale est l'ensemble des connaissances médicales propres à éclairer diverses questions de droit et à diriger les législateurs dans la composition des lois.*

Selon M. Devergie, *la médecine légale est l'art d'appliquer les documents que nous fournissent les sciences physiques et médicales à la confection de certaines lois, à la connaissance et à l'interprétation de certains faits en matière judiciaire.*

Enfin M. Briand la définit : *la médecine et les sciences accessoires considérées dans leurs rapports avec le droit civil, criminel et administratif.* « Tantôt en effet, ajoute cet auteur, le médecin légiste est appelé à constater des crimes ou des délits, à en signaler les auteurs, à démontrer par de savantes investigations, l'innocence ou la culpabilité d'un accusé; tantôt ses lumières sont invoquées dans des matières civiles; et dans ce cas aussi, il tient souvent en balance la fortune, l'état civil ou l'honneur des citoyens; tantôt enfin, il éclaire les autorités administratives sur les avantages ou les inconvénients de tel ou tel établissement public ou privé, de tel ou tel procédé scientifique ou industriel, de telle ou telle mesure de police médicale, etc. »

On voit par cet exposé des devoirs et des attributions du médecin légiste, de quelle importance et aussi de quelle gravité est cette partie de l'art médical. C'est elle qui exige peut-être les connaissances les plus variées et les plus étendues, non-seulement des sciences médicales proprement dites, mais encore des sciences accessoires. Il faut de plus, qu'à toutes ces connaissances, le médecin légiste joigne beaucoup de sagacité, une grande pénétration, et surtout la prudence, la sagesse et l'impartialité la plus complète. « Il faut savoir assurer où il faut et douter ou il faut, dit Pascal. » Cette vérité générale semble écrite pour le médecin légiste.

L'enseignement de la médecine légale à la Faculté de Paris laisse malheureusement beaucoup à désirer, ce qui étonne d'autant plus, qu'à la tête de cette Faculté se trouve un des médecins légistes les plus éminents de notre époque. Le cours théorique de M. Adelon, sur lequel nous reviendrons tout à l'heure, est tout à fait insuffisant pour ne rien dire de plus ; la toxicologie, cette branche aujourd'hui si importante et si vaste de la médecine légale, est supérieurement traitée, sans doute, par M. Orfila ; mais comme elle fait partie du cours de chimie consacré aux élèves de première année, elle est presque entièrement perdue pour l'enseignement, attendu que ces élèves ne peuvent y attacher encore beaucoup d'importance, et que ceux de quatrième année ne suivent généralement plus les leçons de ce professeur. D'ailleurs, un cours théorique de médecine légale, comme celui qui a lieu maintenant à l'Ecole, dans l'hypothèse même où il serait parfaitement fait, serait toujours insuffisant : car l'exercice de cet art exige, aussi bien que toute autre partie des sciences médicales, des connaissances pratiques qui ne s'acquièrent que par des expériences et des observations nombreuses et variées. Il serait donc nécessaire qu'un cours spécial de toxicologie fût institué pour les élèves en médecine de quatrième année, et que des expériences vinssent compléter le cours officiel de médecine légale.

Examinons maintenant les cours et les livres qui traitent des matières du quatrième examen.

COURS OFFICIELS.

FACULTÉ DE MÉDECINE.

Cours d'hygiène. **M. ROYER-COLLARD**, professeur.

L'opinion publique accorde à M. Royer-Collard une *grande facilité*. Nous serons plus juste qu'elle en reconnaissant dans ce professeur un esprit élevé, généralisateur et indépendant. Son cours est surtout remarquable pour la haute philosophie dont il est empreint ; par les idées lumineuses , les aperçus ingénieux dont il fourmille. M. Royer-Collard a su élever l'hygiène au rang qui lui appartient dans la hiérarchie des sciences médicales ; il a compris que ses leçons s'adressant à des élèves déjà fort avancés dans leurs études, il devait traiter son sujet avec toute la sévérité scientifique qui lui convient, en le dégageant de cette foule de banalités dont on l'entourait autrefois, et qui faisaient de l'hygiène plutôt un roman à l'usage des gens du monde qu'un art destiné aux médecins. Orateur distingué, doué d'une grande intelligence, fécondée par une excellente éducation première, M. Royer-Collard a su faire voir à ses détracteurs que, si ses relations de famille avaient pu contribuer à ses succès dans le monde, la faveur, cette fois, ne s'était point égarée dans sa prédilection.

FACULTÉ DE MÉDECINE.

Cours de thérapeutique et de matière médicale. **M. TROUSSEAU,** professeur.

J'ai déjà dit ailleurs que partout où M. Trousseau prenait la parole, la foule des élèves se pressait pour l'entendre. C'est qu'il y a un charme indicible à écouter cette diction pure, limpide, précise, toujours élégamment scandée, cette voix claire et juste, qui séduit l'oreille et soutient l'attention. Je reprocherai cependant à M. Trousseau de ne point se résumer assez, d'aller trop vite et de passer trop souvent d'un sujet à un autre sans aucune transition. Il en résulte que ses leçons, quoique fort bien faites, ne laissent dans l'esprit que des impressions vagues et fugitives, dont la mémoire garde difficilement le souvenir. Le brillant de la forme nuit peut-être à la sévérité du fond. Néanmoins le cours de M. Trousseau doit être suivi : les élèves y assisteront en deux années à un éloquent et précieux inventaire de notre arsenal pharmaceutique.

FACULTÉ DE MÉDECINE.

Cours de médecine légale. **M. ADELON**, professeur.

M. Adelon fait son cours de médecine légale depuis le 15 novembre jusqu'au 1er avril.

COURS PARTICULIERS.

M. GALTIER. — Cours de matière médicale, de thérapeutique et de toxicologie.

Peu de professeurs libres ont rendu aux élèves plus de services que M. Galtier. Ses cours rivalisent depuis longtemps avec ceux de la Faculté, et s'ils ont moins d'éclat, peut-être sont-ils en retour plus instructifs et plus réellement utiles.

La clarté, la précision et la méthode président à ses leçons. Des expériences choisies et bien faites familiarisent les élèves avec les manipulations pharmacologiques et les investigations délicates de la toxicologie.

M. Galtier est la providence des candidats au quatrième examen.

M. BOUCHARDAT.—Cours de matière médicale.

M. Bouchardat fait ce cours en riant et pour rire.

M. BAYARD. — Cours de médecine légale.

Les élèves qui jusqu'alors n'avaient pour tout enseignement de cette science que les leçons officielles et réglementaires de M. Adelon, sauront gré à M. Bayard d'avoir fondé ce cours, où la théorie et la pratique, la parole et l'expérimentation se prêtent un mutuel et judicieux appui.

BIBLIOGRAPHIE.

HYGIÈNE.

ROSTAN. — Cours élémentaire d'hygiéne. 1828. 2 vol. in-8.

Ouvrage écrit comme tout ce qui sort de la plume de M. Rostan. Ce livre a malheureusement subi le destin de toutes choses : il a vieilli.

LONDE. — Nouveaux éléments d'hygiéne, 3e édit. 2 vol. in-8. Paris, 1847.

Cet ouvrage, depuis longtemps classique, se distingue par la richesse des matériaux et la sagesse de leur mise en œuvre. Je promets cent ans d'existence à tous ceux qui suivront les préceptes qu'il renferme.

LEVY. — Traité d'hygiène publique et privée. 2 vol. in-8. Paris, 1845.

Travail consciencieux, beaucoup de recherches, de faits intéressants présentés en bon style. Ce livre doit être lu et médité par tous ceux qui aiment la science sérieuse, large et sévère.

MATIÈRE MÉDICALE, THÉRAPEUTIQUE ET PHARMACOLOGIE.

TROUSSEAU et **PIDOUX**. — Traité de matière médicale et de thérapeutique, 3ᵉ édition. 2 vol. in-8. Paris, 1847.

Le plus beau monument élevé à la thérapeutique moderne.

BARBIER. — Traité élémentaire de matière médicale. 4ᵉ édit. 3 vol. in-8.

Modèle de style et de bon goût scientifiques.

GALTIER. — Traité de matière médicale et des indications thérapeutiques des médicaments. 2 vol. in-8.

Ce que j'ai dit des cours de M. Galtier me dispense de parler de cet ouvrage qui en est la reproduction.

— Traité de pharmacologie et de l'art de formuler.

Etudiez dans ce livre cet art difficile.

BOUCHARDAT. — Manuel de matière médicale de thérapeutique comparée et de pharmacie. 2ᵉ édition. 1846, 1 vol. in-12.

Cet ouvrage contient beaucoup de choses. C'est plutôt un compendium à consulter qu'un livre à lire d'un bout à l'autre.

— Nouveau formulaire magistral, 3ᵉ édit. 1 vol. in-18. Paris, 1845.

J'ai dit plus haut mon opinion sur les formulaires. Le praticien doit néanmoins en avoir un dans sa bibliothèque.

MIALHE. — Traité de l'art de formuler ou notions de pharmacologie appliquée à la médecine. 1 vol in-18.

M. Mialhe poursuit avec une persévérance digne des plus grands éloges les travaux dont il a déposé les premiers fruits dans cet ouvrage. Non content d'analyser les conditions chimiques des médicaments associés dans nos formules, M. Mialhe étudie la plupart d'entre eux jusque dans les profondeurs intimes de l'économie, nous montre les modifications qu'ils subissent au contact de nos organes, et souvent nous dévoile leur mode d'action thérapeutique. Grâce aux recherches de cet habile chimiste, une foule de questions, naguère encore reléguées dans le champ des hypothèses, sont aujourd'hui clairement résolues.

MOURE et **MARTIN**. — Vade-mecum du médecin praticien. Précis de thérapeutique spéciale, de pharmaceutique et de pharmacologie. 1 vol. in-18. 1845.

Ce livre doit être en permanence sur le bureau du jeune praticien. Un cas imprévu et embarrassant lui en fera sentir tout le prix.

MÉDECINE LÉGALE. — TOXICOLOGIE.

ORFILA. — Traité de médecine légale, 3ᵉ édition suivie du Traité des exhumations juridiques. 4 vol. in-8. Paris, 1839.

Exposition neuve, large et complète de toutes les questions que soulèvent les sévères investigations de la justice.

— Traité de toxicologie, 4ᵉ édit. 2 vol. in-8. Paris, 1843.

Ce livre est le fil d'Ariane dans le périlleux dédale de l'analyse toxicologique.

DEVERGIE. — Médecine légale théorique et pratique, avec le texte et l'interprétation des lois relatives à la médecine légale, revus et annotés par Dehaussy de Robécourt, 2ᵉ édit. 3 vol. in-8. Paris, 1840.

Bon à consulter quelquefois.

GALTIER. — Traité de toxicologie, 2 vol. in-8.

L'auteur s'est spécialement étudié à faire ressortir les caractères tirés de l'action physiologique des poisons, trop souvent sacrifiés dans les ouvrages de ce genre a l'analyse chimique.

BRIAND. — Manuel complet de médecine légale, 4ᵉ édit, 1 vol. in-8. Paris, 1846.

Ouvrage aujourd'hui classique. C'est dans ce livre que les élèves *préparent* avec succès cette partie de leur quatrième examen.

BAYARD. — Manuel pratique de médecine légale, 2ᵉ édit. 1 vol. in-18. Paris 1844.

Excellent manuel, la providence du praticien dans les cas embarrassants qui exigent une prompte décision.

BIBLIOTHÈQUE DE L'ÉTUDIANT.
Pour le quatrième examen.

Higiène. **LONDE** ou **LEVY.**
Matière médicale et thérapeutique. **TROUSSEAU** et **PIDOUX.**
Matière médicale et pharmacologie. **GALTIER.**
Médecine légale. **BRIAND.**

CHAPITRE VIII.

Les épreuves de cet examen consistent : 1° en une composition en latin sur une question médicale ou chirurgicale, dont le sujet est tiré au sort par les candidats, qui se rendent, à cet effet, à l'école dès huit heures du matin.

2° En une visite d'un ou de plusieurs malades dans l'une des cliniques de la Faculté, à la suite de laquelle les candidats subissent un examen oral en français, dans lequel ils font connaître le diagnostic qu'ils ont porté et le traitement qu'ils ont jugé convenable d'adopter.

J'ai traité longuement des questions qui se rattachent à la clinique interne et à la clinique externe dans le chapitre VI : je n'ai donc point à m'en occuper ici. Je ne parlerai pas d'avantage de la composition latine, vestige d'un autre âge, épreuve vaine et superflue, dont les élèves ne s'occupent guère et les examinateurs encore moins. Il ne me reste donc à examiner ici que l'étude des accouchements, partie fort étendue de l'art médical.

On donne le nom d'*accouchement* à l'expulsion du fœtus et de ses dépendances à travers les organes maternels de la génération. Cette grande fonction semble faire exception aux lois générales et harmoniques de l'organisme humain ; car tandis que les autres actes physiologiques de la vie s'accomplissent sans souffrance et sans danger, celui-ci au contraire ne s'exécute qu'au prix de la douleur et souvent au péril de deux existences. Les anciens semblent avoir compris cette déviation de la nature à ses vues providentielles, lorsqu'ils font de cette fonction comme une punition infligée pour toujours à la femme. On dirait qu'ils ont ainsi voulu justifier la nature elle-même. C'est au moins ce que veulent dire, devant la raison, ces paroles : *Tu enfanteras dans la douleur.*

Quoiqu'il en soit, ceci nous prouve toute l'importance que doit attacher le médecin à l'étude de l'accouchement dans toutes les phases de son mécanisme et à la connaissance des moyens prescrits par la science pour en favoriser l'accomplissement régulier.

Les éléments de l'instruction obstétricale à la Faculté de Paris sont les suivants :

Un cours théorique professé par M. Moreau.

Un cours clinique professé par M. Paul Dubois.

L'autorisation pour les élèves ayant douze inscriptions de suivre le travail des femmes en couche et de toucher les femmes enceintes pendant le jour, les élèves sages-femmes faisant le service de la nuit.

Ces éléments suffisent-ils à l'instruction des élèves? Évidemment non. Ici comme ailleurs, c'est l'enseignement particulier qui remplit le vide laissé par l'enseignement officiel. Encore cet enseignement particulier est-il lui-même fort restreint, faute de terrain pour s'exercer. N'est-il pas en effet singulier que, tandis qu'il y a pour les maladies syphilitiques, pour les maladies de la peau, pour les aliénés, etc., etc., plusieurs cliniques particulières, l'art des accouchements ne soit représenté, à PARIS, que par une seule clinique officielle, excellente aujourd'hui, il est vrai, grâce au talent et à la bienveillance du professeur, mais insuffisante pour le nombre des élèves. Ne devrait-il pas être annexé à chaque hôpital, un service de femmes en couches, où des professeurs jeunes, et par cela même pleins d'émulation et de zèle, initieraient les élèves à la pratique de cette branche si vaste et si nécessaire de la médecine?

Cela n'est pas : il n'y a dans Paris, je le répète, qu'une seule clinique d'accouchements. Bien plus, un second hôpital d'accouchements existe dans cette ville ; mais par un mépris pour la science et pour l'humanité que rien n'excuse, l'entrée en est interdite aux élèves et aux médecins!

Tous les esprits droits se sont élevés contre cet abus : un homme dont le caractère et la haute position devraient faire écouter les plaintes, M. Velpeau, l'a signalé il y a longtemps. Deux jeunes médecins, fort distingués déjà dans l'art obstétrical, MM. Pajot et Jacquemier, ont renouvelé ces réclamations tout récemment encore. Mais telle est la force d'entêtement et d'inertie qui caractérise une administration dont nous avons signalé déjà les tendances aveugles et rétrogrades, que ces plaintes n'ont point été entendues. Les portes de la Maternité ne s'ouvriront que quand la population entière saura que les femmes, dans certains moments de l'année, y succombent presque toutes à une épidémie terrible, et qu'en éloignant ainsi tous les médecins, on repousse peut-être celui qui en eût trouvé le remède ! Mais revenons à notre sujet.

Dans l'état actuel des choses, la meilleure marche pour les élèves consiste à suivre, d'abord un cours particulier pour y apprendre les principes de l'art, puis à aller compléter leur éducation obstétricale, autant que cela est possible aujourd'hui, à l'excellente clinique de M. Paul Dubois.

COURS OFFICIELS.

FACULTÉ DE MÉDECINE.

Clinique d'accouchements. **M. PAUL DUBOIS**, professeur à l'hôpital de la Clinique.

« M. Paul Dubois est le fils d'Antoine Dubois, que ses connaissances positives, l'indépendante originalité de son caractère et plusieurs hauts faits d'une pratique étendue, avaient placé au nombre des professeurs qui ont illustré l'école de Paris pendant les trente premières années de sa fondation. Nommé de bonne heure à la survivance de son père, chirurgien en chef de la Maternité, il s'est livré de suite à l'art des accouchements et a montré dans le concours par lequel il est arrivé à l'école en 1834, qu'il était digne de la faveur qui lui avait ouvert la voie de cette spécialité.

« Plus occupé de l'enseignement qui lui est confié que de la pratique du dehors, M. Dubois a su donner à cet enseignement un attrait jusqu'alors inconnu. Il s'est surtout attaché à dégager l'art des accouchements de toutes les superfluités théoriques dont on semblait l'avoir encombré à dessein, et l'a réduit à l'étude pure et simple d'un phénomène naturel, d'une fonction physiologique dont l'exécution n'a besoin, dans la plupart des cas, que d'être attentivement surveillée, et pour laquelle la nature se suffisait à elle-même bien plus souvent qu'on ne le croit et qu'on ne l'enseigne. Aussi ses leçons sont-elles citées comme des modèles de simplicité et de gracieuse précision, qui laissent à regretter que le traité complet qu'il annonce depuis plusieurs années sur la science se fasse si longtemps attendre.»

Cours théorique d'accouchements, maladies des femmes et des enfants. **M. MOREAU**, professeur.

M. Moreau est l'accoucheur le plus en vogue dans l'aristocratie parisienne. Il fait son cours trois fois par semaine du 15 avril au 30 août de chaque année.

ENSEIGNEMENT LIBRE.

COURS PARTICULIERS.

Les professeurs particuliers d'accouchements, sont MM. Cazeaux, Depaul, Pajot, Chailly et Devilliers. L'émulation qui les anime et le talent qui les distingue nous rassurent pour l'avenir de la science et de la pratique obstétricales.

BIBLIOGRAPHIE.

Le nombre des traités d'accouchements est très-considérable. Les meilleurs et par conséquent ceux dont je conseille l'étude aux élèves sont ceux de MM. CHAILLY, CAZEAUX et JACQUEMIER.

Les élèves achètent de préférence le traité de CAZEAUX. Il est bon et son auteur interroge au cinquième examen. Ces deux motifs justifient leur choix.

CHAPITRE IX.

SIXIÈME EXAMEN DU DOCTORAT. — THÈSE.

Cette dernière épreuve consiste : 1° en une dissertation imprimée, dont le sujet a été choisi par le candidat, soit sur ses propres observations médicales ou chirurgicales, soit dans une série de questions spéciales que la Faculté a rédigées à cet effet.

2° En une argumentation verbale sur le sujet même de la dissertation précitée et sur d'autres sujets, au nombre de quatorze, correspondants aux diverses matières de l'enseignement de la Faculté, et qui, après avoir été tirés au sort par le candidat, sur une deuxième série de questions, sont transcrits sans développement, à la suite de la dissertation imprimée.

Le sujet de la thèse et les questions orales qui l'accompagnent doivent être indiqués et choisis par l'élève après la prise de la douzième inscription.

Voici les conseils que je crois utile de donner aux élèves pour cette dernière épreuve, qui doit leur conférer le titre de docteur.

I. Choisir son sujet sur ses propres observations, en ne consultant que son goût et son aptitude. Tenir compte néamoins, pour ce choix, et du monde au milieu duquel on va vivre désormais et du genre de clientelle qu'on se propose de faire ; une thèse étant souvent un premier passe-port pour le perilleux voyage dans le pays ardu de la pratique.

II. En conséquence, ne point s'exposer à courber la tête sous les fourches caudines de la Faculté, en se condamnant à traiter un de ces sujets fantastiques comme on en trouve dans la série des questions spéciales rédigées *ad hoc*.

III. Une fois le sujet choisi, en disposer les éléments dans un plan méthodique ; puis recueillir des faits cliniques et bibliographiques qu'on placera dans chacune des cases de son plan.

IV. Lorsqu'on aura suffisamment butiné au lit des malades et dans les bouquins, extrait de cette double mine assez de matériaux, de maçon devenir architecte et construire sa thèse en cimentant le tout par de bonnes et fortes idées.

V. Alors, se présenter au secrétariat pour consigner, choisir ou accepter un président, puis remettre entre les mains de ce dernier le précieux manuscrit qu'il ne lira pas, et vous rendra huit jours après, signé et paraphé, ce qui veut dire qu'il se porte garant de vos opinions émises en ce qui concerne la religion, l'ordre public et les mœurs.

VI. La thèse imprimée et le jour de la soutenir — jour qui fait époque dans la vie — arrivé, s'affubler de la robe et du rabat officiels, s'asseoir modestement devant ses juges et soutenir vaillamment ses idées.

VII. Ne pas oublier toutefois d'être prêt à répondre pertinemment sur les fameuses quatorze questions qu'on a tirées du sac et inscrites à la dernière page de sa thèse. Singulière épreuve, soit dit en passant, et qui semble avoir été inventée par la Faculté pour faire sentir son joug jusqu'au dernier moment, et réprimer ce que la robe doctorale pourrait inspirer de présomptueuse indépendance au jeune candidat. Peut-être aussi pourrait-on dire que ces quatorze questions sont faites à l'usage des professeurs ou agrégés qui, novices en leur métier, ne savent point encore argumenter une thèse sans l'avoir lue.

VIII. La thèse soutenue et le titre de docteur si longtemps désiré enfin obtenu, quitter la robe incommode dont on s'était revêtu, être généreux envers l'appariteur, serrer la main de ses amis, et, du seuil de l'école, s'élancer plein d'espoir et de confiance sur cette mer orageuse du monde, comme disent les poètes, pour la parcourir avec tout le bonheur et le succès que vous souhaite votre ami l'auteur de ce livre.

CHAPITRE X.

RÉSUMÉ MÉTHODOLOGIQUE DES DEVOIRS DE L'ÉTUDIANT EN MÉDECINE.

—

PREMIÈRE ANNÉE.

Semestre d'hiver. Du 1er novembre au 1er avril.

I. — L'élève se procurera les livres suivants : traités de physique, de chimie, d'histoire naturelle , de mathématiques, ainsi que les manuels du baccalauréat ès-sciences et du premier examen de médecine (1).

II. — Il suivra les cours de chimie de la Faculté de médecine et de la Faculté des sciences, ainsi que le cours de physique qui se fait dans cette dernière faculté. Disons en passant, qu'il est à regretter que le cours de physique de l'École de Médecine n'ait lieu qu'en été, ce qui est contraire

______

(1) Ces ouvrages, ainsi que tous ceux dont je parlerai dans ce résumé, ont été inviduellement indiqués à la fin des chapitres précédents.

à la marche régulière et méthodique des études de première année.

III. — A chacun de ces cours l'élève prendra des notes avec soin, en rédigera chez lui quelques unes et étudiera tous les jours dans ses livres les matières qui ont fait l'objet de chaque leçon.

IV. — Si l'élève n'est point encore bachelier ès-sciences, il étudiera avec soin ses mathématiques, et s'il n'est pas assez fort déjà, ou manque d'aptitude pour ces sciences abstraites, il aura recours aux conseils d'un professeur particulier.

V. — Si l'élève est avancé, si déjà il a étudié en d'autres lieux les matières du baccalauréat ès-sciences, il pourra revoir en même temps, dans un livre élémentaire, l'histoire naturelle et tenter l'épreuve redoutable de cet examen vers le mois d'avril.

Semestre d'été. Du 1er avril au 30 aout.

VI. — L'élève suivra le cours de botanique et d'histoire naturelle , le cours de chimie organique ainsi que le cours de physique de la Faculté de Médecine.

VII. — A chacun de ces cours, ainsi qu'à tous ceux qu'il devra suivre ultérieurement, il prendra des notes, puis en rédigera quelques-unes chez lui, et étudiera régulièrement dans ses livres les matières qui auront fait l'objet de chaque leçon. Ce travail est le seul à l'aide duquel il pourra mettre à profit l'enseignement qui lui est donné.

VIII. — L'élève assistera aux manipulations chimiques officielles, à la condition d'éviter, s'il le peut, les inconvénients que j'ai signalés plus haut.

IX.—Chaque soir, après son dîner, il ira faire une visite au jardin Botanique de la Faculté. Cette promenade aura le double avantage de favoriser sa digestion et de le familiariser avec les caractères de l'organisation végétale que lui auront enseignés ses maîtres et ses livres.

X. Après s'être procuré une boîte de botaniste, une petite bêche, une blouse, un chapeau de paille et une bonne chaussure, il ira, le dimanche, respirer à pleins poumons l'air pur de la campagne, en suivant la course savante de M. A. de Jussieu. Partout, dans la profondeur des bois, sur le penchant des cotaux, dans les prairies humides, sur le bord des étangs, il recueillera une moisson nombreuse et variée, de plantes de toute espèce, de tout genre, de toute nature, dont il écrira les noms, pour les étudier ensuite à loisir, et les conserver dans sa mémoire ou mieux encore dans un herbier.

XI. — Pendant ce semestre l'élève devra s'occuper de la révision de ses matières étudiées dans le semestre précédent ; révision nécessaire pour affronter hardiment et avec succès soit les périls du baccalauréat ès-sciences, soit ceux du premier examen de fin d'année.

XII. — Cela fait, il retournera dans sa famille y recevoir les félicitations justement méritées, et jouir du repos avec la satisfaction que donne le sentiment du travail et du devoir accompli.

XIII. — En cas d'insuccès dans ses examens, il devra consacrer le temps de ses vacances à étudier de nouveau ses matières, pour être en mesure de réparer à la rentrée un échec malheureux.

XIV. — Si l'élève se destine à l'internat dans les hôpitaux, il pourra, dès ce moment, se préparer au concours de l'externat qui a lieu au mois de novembre. — Voir le chapitre suivant.

DEUXIÈME ANNÉE.

Semestre d'hiver.

XV. L'élève devra se procurer les livres suivants : Traités d'anatomie descriptive, d'anatomie topographique et d'anatomie générale, de physiologie, de pathologie générale, de pathologie externe, de pathologie interne, ainsi qu'un atlas d'anatomie, un squelette et une tête désarticulés.

XVI. — L'élève commencera à faire le matin quelques visites dans les hôpitaux, principalement dans les salles de chirurgie, pour s'initier à la clinique. — Il étudiera les généralités de la pathologie.

XVII. — Il suivra le cours d'anatomie de la Faculté et un cours élémentaire particulier, parmi ceux qui se font annuellement dans les amphithéâtres de l'école pratique.

XVIII. — Il commencera la pratique des dissections, soit en se mettant sous la direction d'un aide d'anatomie, soit en se confiant à un professeur particulier. Dans tous les cas, il devra se conformer aux préceptes que nous avons tracés plus haut à ce sujet.

XIX. — Chaque soir, l'élève devra étudier chez lui ou dans un cabinet littéraire, dans ses livres, dans les atlas ou sur le squelette, les parties de l'anatomie qu'il a vues pendant le jour, soit aux cours, soit aux dissections.

XX. Quant à l'ordre qu'il devra suivre dans l'étude des sciences anatomiques, je pense que le meilleur est celui-ci : 1° Ostéologie et syndesmologie; 2° myologie; aponévrologie; 3° splanchnologie; 4° angeiologie; 5° névrologie.—Après avoir étudié ainsi l'anatomie descriptive, il passera à l'étude de l'anatomie topographique, puis de l'anatomie générale. — Cet ordre n'est peut-être pas le plus logique, mais il est incontestablement le plus pratique.

Semestre d'été.

XXI. — L'élève suivra exactement, chaque matin, la clinique médicale de l'Hôtel-Dieu. J'indique celle-ci de préférence, parce qu'elle est la plus élémentaire et la meilleure. Il étudiera dans ses livres les sujets de chaque leçon.

XXII.—Il suivra le cours de physiologie de la Faculté et un cours particulier sur le même sujet. Il étudiera également cette science dans ses ouvrages.

XXIII.—Il reverra entièrement son anatomie pour se préparer au second examen de fin d'année.

XXIV.—Les élèves qui, se destinant à l'internat, ne se seraient point encore présentés au concours de l'externat ou par impossible auraient échoué l'année précédente, devront s'y préparer.

TROISIÈME ANNÉE.

Semestre d'hiver.

XXV.—L'élève devra se procurer les livres suivants : traité, manuel ou formulaire de médecine opératoire, manuel de petite chirurgie, dictionnaire de médecine, manuel du troisième examen.

XXVI. — Commencement du stage ou de l'externat dans les hôpitaux. Les élèves stagiaires devront choisir un service ou se fait une clinique. Ils devront, ainsi que les externes, suivre un cours de bandages et de petite chirurgie.

XXVII. — L'élève se livrera comme l'année précédente aux études anatomiques théoriques et pratiques : il suivra en conséquence les dissections et les cours d'anatomie. Il verra avec soin l'anatomie dite des régions.

XXVIII. — Il devra suivre en outre le cours de pathologie générale et celui de pathologie externe de la Faculté. Il étudiera ces mêmes matières dans ses livres et généralement dans tous les ouvrages ou elles sont le mieux traitées, ouvrages que nous avons indiqués plus haut, et qu'il trouvera soit à la bibliothèque, soit dans les cabinets de lecture.

XXIX. — Préparation au concours de l'internat, pour les élèves externes dans les hôpitaux.

Semestre d'été.

XXX. — L'élève continuera son service dans les hôpitaux, soit comme externe, soit comme stagiaire.

XXXI. — Il étudiera dans ses livres la pathologie interne et la pathologie externe. Il suivra les cours officiels ou particuliers qui traitent de ces sciences.

XXXII. — Il commencera ses études pratiques de médecine opératoire et fréquentera un cours particulier ou cet art est démontré.

XXXIII. — Il reverra dans son manuel toute la pathologie pour se préparer au troisième examen de fin d'année.

XXXIV. — Préparation au concours de l'internat pour les élèves externes dans les hôpitaux.

QUATRIÈME ANNÉE.

Semestre d'hiver.

XXXV. — L'élève devra se procurer les livres suivants : traité de médecine légale , traité de toxicologie, traité de thérapeutique et de matière médicale , traité d'hygiène, traité d'accouchements.

XXXVI. — L'élève libre, c'est-à-dire celui qui n'est attaché à aucun hôpital , soit en qualité d'interne, soit en qualité d'externe, devra suivre chaque matin une clinique médicale.

XXXVII. — Continuation des études anato-

miques. — Dissections. — Anatomie chirurgicale. — Cours d'anatomie pathologique.

XXXVIII. — L'élève devra suivre le cours de
médecine opératoire de la Faculté, un cours particulier sur le même sujet, et s'exercer dans les
pavillons de l'école pratique à la manœuvre des
opérations.

XXXIX. — Il étudiera également, dans les livres et dans les cours officiels ou particuliers la
médecine légale et la toxicologie

Semestre d'été.

XL. — L'Élève suivra dans les hôpitaux une
clinique interne ou externe, ou l'une et l'autre
alternativement.

XLI — Il étudiera l'hygiène, la matière médicale,
la thérapeutique, et l'art de formuler dans les livres et dans les cours officiels ou particuliers.

XLII. — Il continuera l'étude et la pratique des
opérations chirurgicales.

XLIII. — Il suivra un cours particulier d'accouchements, et s'exercera à la manœuvre obstétricale.

CINQUIÈME ANNÉE (1).

Semestre d'hiver.

XLIV. — Fréquenter le matin la clinique d'accouchement et celles des maladies des enfants.

XLV. — Revoir les matières de ses examens dans l'ordre de succession prescrit pour chacun d'eux.

Semestre d'été.

XLVI. — Suivre le matin la clinique sur les maladies vénériennes, les maladies de la peau, et dans la journée, une clinique particulière d'ophthalmologie.

XLVII. — S'exercer encore à la manœuvre des opérations et à celle des accouchements.

XLVIII. — Revoir les matières des examens qui restent à passer.

---

(1) J'ajoute une cinquième année d'étude, qui, n'étant point officiellement prescrite, se trouve néanmoins dans la force des choses. Quatre années, en effet, sont obligatoires pour obtenir les seize inscriptions nécessaires pour subir les cinq examens du doctorat et la thèse. On conçoit aisément qu'une année n'est pas de trop pour revoir toutes les matières de ces épreuves et s'y présenter avec honneur.

XLIX. — Composer sa thèse d'après les préceptes que nous avons précédemment indiqués.

L. — Subir ses derniers examens avec succès, soutenir sa thèse avec talent, et mériter ainsi l'honneur du doctorat.

Telle doit être la succession régulière des travaux de l'étudiant en médecine. Cet ordre aussi logique et en même temps aussi pratique que le permettent les règlements de l'École, le conduira heureusement jusqu'à la fin de ses études, et, tout en lui rendant facile l'accès des examens, le munira de la plus grande somme possible de l'instruction théorique et pratique dont la société va lui demander les preuves.

Cependant je n'ai pas eu l'espoir d'imposer cet ordre méthodologique à tous les élèves et d'une manière absolue; je sais, au contraire, qu'il devra quelquefois subir certaines modifications, quant à la distribution du temps, pour se plier aux exigences des situations particulières dans lesquels certains élèves peuvent se trouver. Mais quelles que soient ces modifications dans la distribution du temps, je pense que l'ordre des matières pourra et devra toujours être suivi par tous les élèves soucieux de leur instruction.

CHAPITRE XI.

INTERNAT. — EXTERNAT. — ÉCOLE PRATIQUE.

INTERNAT ET EXTERNAT.

J'ai dit plus haut que la seule source d'instruction médicale pratique et par conséquent le seul moyen de devenir médecin, consiste dans l'étude clinique, c'est-à-dire l'observation au lit des malades dans les hôpitaux. Je suis donc, à ce point de vue, partisan de l'internat. Je voudrais que tous les élèves pussent s'initier de cette manière plus directement et plus intimement à la pratique de nos grands médecins et chirurgiens. Mais je voudrais aussi que les moyens de parvenir à la position d'interne fussent tous en harmonie avec les habitudes nobles, franches, loyales et désintéressées de la jeunesse. Il suffit pourtant de jeter un coup d'œil sur la manière dont les choses se passent dans ces premiers concours pour voir que les jeunes gens qui entrent en lice, sont souvent contraints de comprimer en eux les plus nobles inspirations et les plus généreux sentiments pour leur substituer des moyens de détour, d'intrigue et de basse adulation pour leurs juges. C'est là, il faut le dire, un triste apprentissage des choses de ce monde, une cruelle et décevante initiation aux premières et légitimes ambitions de la vie.

Aussi, beaucoup d'élèves distingués s'abstiennent-ils de paraître à ces concours; non pas qu'ils en redoutent les épreuves, car on ne leur demande de parler et d'écrire que sur des questions très-simples, mais parce qu'ils ne peuvent se plier à toutes les concessions d'amour-propre et aux sollicitations de tout genre nécessaires à l'égal du savoir pour parvenir. Qu'on se représente, en effet, un jeune homme ayant conscience de son mérite et pénétré du sentiment de sa dignité, contraint de mendier le suffrage de ses juges, d'aller de porte en porte faire antichambre, et présenter en suppliant des lettres de recommandation. Certes il faut désirer bien vivement le droit de porter un tablier d'interne pour abaisser sa fierté à de telles démarches !

Que si quelqu'un pensait que cette peinture est exagérée, je pourrais lui citer les noms d'une foule de professeurs particuliers qui aujourd'hui soutiennent dignement l'honneur de l'enseignement libre à l'école pratique, et qui jamais ne se sont présentés aux concours de l'internat. A coup sûr on ne prétendra pas que ces jeunes médecins aient recolé devant la difficulté d'épreuves aussi élémentaires, eux qui ont dû vaincre bien d'autres obstacles pour parvenir à la somme de connaissances qu'ils possèdent et à la position qu'ils occupent! Mais ils ont mieux aimé se réfugier sous la sauvegarde de leur indépendance que de courber la tête sous les fourches caudines de la faveur et de l'intrigue.

Ce qu'il y a de plus fâcheux en ceci, c'est que ces habitudes, qui déjà ont déprimé le caractère du jeune homme et flétri sa dignité, se continuent, s'invétèrent et s'aggravent à mesure qu'il avance dans la carrière, chaque degré, chaque titre qu'il ambitionne exigeant de lui de nouvelles et plus tristes concessions! Et ainsi en est-il trop souvent jusqu'aux plus hauts échelons des dignités scholastiques.

Ce n'est pas que je cherche à m'élever ici contre le concours. Je maintiens au contraire que cette institution est la seule voie légale, régulière, légitime qui puisse être ouverte à la jeunesse studieuse, le seul moyen d'entretenir parmi elle l'amour du travail et une noble émulation qui tourne au profit de la science et de l'humanité, mais je voudrais le concours sincère, pur, loyal; je voudrais qu'il fût dégagé de ce cercle avilissant de l'intrigue et du népotisme qui chaque jour se rétrécit davantage autour de lui; que le mérite seul, dégagé de toute influence étrangère, fût l'unique moyen d'arriver : je voudrais, en un mot, que le concours fût toujours une vérité.

Quoiqu'il en soit, voici quels sont les règlements qui régissent l'organisation du service des élèves dans les hôpitaux.

I.—Tous les élèves en médecine, nationaux et étrangers, ont la faculté de puiser l'instruction pratique dans les hôpitaux.

II.—Ils peuvent être admis dans les divers services de médecine et de chirurgie, d'abord comme externes, ensuite comme internes ; ces places sont données au concours.

III.—Deux concours sont ouverts chaque année au chef-lieu de l'administration des hôpitaux, place du parvis Notre-Dame, l'un pour la nomination aux places d'externes, l'autre pour la nomination aux places d'internes et pour les prix à décerner aux élèves externes.

IV. — Le concours pour l'*externat* a lieu au mois de novembre. Pour y être admis il faut, quinze jours avant l'ouverture, déposer :

1° Son acte de naissance, constatant qu'on a accompli sa dix-huitième année.

2° Un certificat de vaccine.

3° Un certificat de bonne vie et mœurs.

4° Le certificat d'une inscription au moins prise à l'une des Facultés de médecine.

V.—Les épreuves de ce concours consistent

en une épreuve verbale , après réflexion, et une composition par écrit.

Pour l'épreuve verbale il est accordé dix minutes au plus à chaque concurrent.

Pour la composition écrite de deux à quatre heures.

L'épreuve verbale et la composition écrite roulent sur quelques questions très-élémentaires d'anatomie de physiologie, de pathologie et de petite chirurgie.

VI. — La durée de l'externat est de trois années. Les externes de deuxième et troisième années doivent, sous peine d'être considérés comme démissionnaires et , comme tels, privés du droit de continuer leur service dans les hôpitaux, se présenter au concours de l'internat.

VII.—Les fonctions des externes consistent :

1° A suivre toutes les visites des chefs auxquels ils sont attachés.

2° A assister aux consultations gratuites , lorsqu'ils sont désignés pour ce service.

3° A tenir les cahiers de visite et à en faire des relevés, mais sous la surveillance et la responsabilité des internes.

4° A faire les pansements , les saignées et les autres opérations de petite chirurgie. — A faire les autopsies concurremment avec les internes, lorsqu'ils sont désignés pour ce service.

5° Dans les hôpitaux auxquels sont attachés moins de trois internes, le service de garde est partagé par les élèves externes.

VIII.—Pendant leur première année, les élèves externes sont tenus de faire le service dans les hôpitaux excentriques qui sont au nombre de dix, savoir :

Hôtel-Dieu (annexe).	Enfants-Malades.
Saint-Antoine.	Maison Royale de santé.
Necker.	Vieillesse (hommes).
Beaujon.	Vieillesse (femmes).
Saint-Louis.	Incurables (hommes).

Une somme de 500 francs est allouée à chacun des chefs de services de ces établissements pour être répartie par lui entre le nombre de ses externes.

IX.—Le concours pour *l'internat* et les prix à décerner aux élèves externes a lieu au mois d'octobre. Pour y être admis, il faut produire : 1° Un certificat constatant un service en qualité d'externe, au moins depuis le 1ᵉʳ janvier précédent, sans interruption motivée ;

2° Des certificats délivrés par les médecins ou chirurgiens, et par les directeurs des maisons dans lesquelles on a fait le service, en qualité d'externe, constatant son exactitude et sa bonne conduite.

X.—Les épreuves se divisent en deux séries :

celles de la première sont communes à tous les concurrents; elles ont pour objet d'établir leur admissibilité au concours. Les épreuves de la deuxième série sont subies seulement par les candidats qui ont été déclarés admissibles.

XI. — Après la première épreuve, le jury dresse la liste des candidats admissibles, par ordre alphabétique, laquelle devra présenter un nombre de concurrents égal au triple des places mises au concours.

XII. — Les deux séries d'épreuves se composent, la première, celle de l'admissibilité, d'une question écrite; la seconde, d'une question orale. — Deux à quatre heures sont accordées pour la composition écrite; dix minutes pour la préparation de la question orale. Ces épreuves roulent sur l'anatomie, la physiologie, la pathologie et la thérapeutique.

XIII. — Les opérations du concours terminées, le jury procède au classement définitif, par ordre de mérite, des élèves qui ont été admis à concourir, et, par suite, les prix, accessits et mentions sont décernés aux quatre premiers élèves dans l'ordre de leur nomination.

XIV. — Les élèves nommés internes entrent en fonctions le 1er janvier de l'année suivante. Les premiers parmi ceux qui ont échoué forment une *réserve* composée d'un certain nombre d'internes *provisoires*, destinés à remplacer, d'après leur ordre d'inscription sur la liste, les internes, qui, pendant le cours de l'année, viendraient à manquer dans les divers services.

XV. — Un concours pour les prix des élèves internes s'ouvre chaque année au 1er août : ce concours est obligatoire pour tous les internes.

Les épreuves de ce concours se divisent en épreuves d'admissibilité et en épreuves définitives.

Les premières se composent : 1° d'un mémoire manuscrit, lequel doit être déposé au secrétariat de l'administration des hospices, au plus tard le 1er août, sur un sujet médical ou chirurgical au choix de l'élève, mais portant nécessairement sur les observations qu'il aura dû recueillir au lit des malades pendant toute la durée de son service ; 2° en une épreuve orale subie au commencement de novembre.

Les secondes consistent en une question écrite que doivent traiter les candidats admis, au nombre de douze seulement.

XVI. —Les internes sont nommés pour deux ans ; mais à l'expiration de ce délai, ils peuvent être continués pendant une nouvelle année par le conseil général.

La durée de l'internat peut encore être prolongée, savoir : de deux ans pour celui qui aura
obtenu la médaille d'or, et d'une année pour cinq
autres internes qui se seraient distingués au concours des prix.

XVII. — Les émoluments annuels des élèves
internes sont fixés, pour ceux de première année
à 400 francs, et pour ceux de deuxième et de
troisième année à 500 francs : ils sont logés.
L'élève de garde est nourri.

XVIII.—Ils doivent suivre exactement les visites de leurs chefs de service, et assister aux
consultations gratuites.

XIX.—Ils rédigent les registres d'observations,
tiennent les cahiers de visite ou en surveillent la
rédaction, quand les externes en sont chargés.

XX.—Ils font les saignées, appliquent les sca-
rificateurs et tous les autres pansement de quelque importance. Dans l'intervalle des visites, ils
doivent une ou plusieurs fois surveiller les malades qui leur sont indiqués par les chefs. Les internes en chirurgie sont de plus chargés de la
garde des appareils chirurgicaux, qu'ils doivent
toujours tenir prêts et garnis au moment de la
visite.

ÉCOLE PRATIQUE.

Cette institution dont le principe est excellent et l'idée féconde, n'atteint malheureusement pas son but, pour deux raisons : l'insuffisance des avantages matériels qui y sont attachés, et la mauvaise distribution des récompenses. C'est ce que nous verrons en étudiant son organisation dont voici les principaux règlements.

I. — L'école pratique est composée à Paris de cent cinquante élèves.

II. — Ces élèves sont partagés en trois sections de cinquante chacune, et sont alors distingués en élèves de *première*, de *deuxième* et de *troisième* année.

III. — Les élèves de l'école pratique sont admis au concours. Ils n'y restent que trois ans au plus. A la fin de chaque année scolaire, les élèves de première année deviennent les élèves de deuxième année ; ceux de deuxième année deviennent les élèves de troisième, et ces derniers sortant sont remplacés par cinquante nouveaux, destinés à former la section des élèves de première année.

IV. — A la fin de l'année scolaire, les élèves de première et de deuxième année subissent *tous*, devant un jury nommé à cet effet, un examen composé de deux épreuves, savoir :

Une question sur une ou plusieurs des sciences médicales, à laquelle il faut répondre par écrit ;

Une question du même genre, à laquelle il est répondu verbalement.

Ces questions sont prises, pour les élèves de première année, dans les sciences médicales que l'on doit étudier pendant le cours des quatre premières inscriptions ; pour ceux de deuxième année, dans les sciences médicales qui doivent être étudiées pendant le cours des douze premières inscriptions.

Tout élève de première et de deuxième année qui ne subit pas cet examen, ou qui, au jugement du jury, n'y a pas satisfait, cesse de faire partie de l'école pratique.

V. — A la fin de l'année scolaire, un concours est ouvert pour les prix de l'école pratique.

VI. — Les cinquante élèves qui sortent chaque année de l'école pratique sont renouvelés par un concours qui s'ouvre au mois de novembre. — Ce concours nomme également aux places accidentellement vacantes dans les sections d'élèves de deuxième et de troisième année.

VII. — Les élèves n'ayant pas plus de *huit* inscriptions sont les seuls admis au concours pour la section des élèves de première année.

VIII. — Quant au concours pour les places accidentellement vacantes parmi les élèves de *deuxième* année, on n'y admet que les élèves inscrits et n'ayant pas plus de *douze* inscriptions.

IX. — Tous les élèves sans exception sont admis au concours pour les places accidentellement vacantes parmi les élèves de *troisième année.*

X. — Les épreuves du concours consistent :
Pour les élèves de *première année*, en une question écrite qui est la même pour tous les concurrents, et un examen oral, portant tous deux sur les sciences médicales qui doivent être étudiées pendant le cours des quatre premières inscriptions.

Pour les élèves de *deuxième année*, en une question écrite et un examen oral portant sur les sciences médicales qui doivent être étudiées pendant le cours des huit premières inscriptions.

Pour les élèves de *troisième année*, en une question écrite et un examen oral, portant sur les sciences médicales qui doivent être étudiées pendant le cours des douze premières inscriptions.

Telles sont les conditions à remplir pour faire partie de l'école pratique. En échange de ces concours, de ces exigences, quels sont les avantages que la Faculté offre aux élèves admis? Je le répète, ils sont nuls : a moins que l'on ne considère comme une grande faveur la dispense de payer trente francs pour les dissections, et le droit de suivre les manipulations chimiques, ainsi que les cours de MM. les agrégés, droit que je ne sache pas que l'on refuse à aucun élève de l'école pratique ou non. Mais, dira-t-on, vous avez les prix, au nombre de six, et de plus les mentions honorables..... Or, on se tromperait étrangement en pensant que ces récompenses appartiennent aux véritables élèves de l'école pratique. Chaque année elles sont accaparées par cinq ou six internes qui, après huit à dix ans d'études, viennent sans beaucoup de peine et sans beaucoup de gloire assurément, les disputer à des élèves de troisième année.

Nous venons de voir, en effet, que tous les élèves, sans exception, peuvent être admis d'emblée dans la section de *troisième* année de l'école pratique. Or, qu'arrive-t-il? C'est que d'anciens élèves, qui se sont bien gardés jusqu'alors de paraître dans les rangs de cette école, viennent tous les ans se glisser parmi leurs jeunes condisciples juste à temps nécessaire pour leur enlever la récompense de leurs travaux. Eh bien! Je dis que c'est là une injustice flagrante, un abus révoltant contre lequel devraient s'élever la conscience et la voix de tous. C'est là ce qui ruine l'institution de l'école pratique, ce qui lui enlève sa force et son éclat, paralyse l'émulation des élèves et ôte tout mérite et tout honneur à des prix ainsi obtenus.

Les plus simples notions d'équité ne disent-elles pas qu'on ne devrait admettre à concourir pour les prix que les élèves qui auraient rigoureusement accompli leurs trois années d'école pratique, et qui, par conséquent, se trouveraient dans les mêmes conditions d'études ? Encore faudrait-il ne recevoir en première année que les élèves qui auraient le même temps de scolarité et non le même nombre d'inscriptions. De cette manière, on ferait de l'école pratique une institution forte, utile, fructueuse, un moyen d'émulation qui, stimulant le zèle des élèves, éleverait le niveau des études et tournerait au profit de tous.

Voici maintenant quels sont les règlements du concours pour les prix de l'école pratique.

I. Le concours aura pour objet toutes les parties de l'enseignement médical dans les Facultés de médecine. Seront tenus de se présenter à ce concours, sous peine de perdre les avantages attachés à leur titre, tous les élèves de *troisième* année, quand même ils seraient déjà reçus docteurs. Pourront aussi y être admis les élèves de première et de deuxième année qui voudraient s'y présenter.

II. — Il y aura trois ordres d'épreuves :

1° Une réponse par écrit à une question qui sera la même pour tous les concurrents ;

2° Une réponse verbale, après un quart d'heure de préparation, à une question qui, autant que possible, sera aussi la même pour tous les concurrents ;

3° Des réponses verbales à une série de questions qui seront nécessairement les mêmes pour tous les concurrents.

III. — Les sujets des deux premières épreuves porteront spécialement, ou sur l'anatomie et la physiologie, ou sur la pathologie externe et les opérations, ou sur la pathologie interne ; mais elles se rattacheront en même temps, et le plus possible, aux autres parties de la science médicale.

Les concurrents devront traiter chaque question sous ses différents points de vue.

IV. — Les questions, pour la troisième épreuve, seront aux nombre de six et porteront :

La première sur la physique et la chimie médicale.

La deuxième sur l'histoire naturelle médicale et la pharmacologie.

La troisième sur l'anatomie et la physiologie.

La quatrième sur la pathologie externe, la clinique externe et les opérations.

La cinquième sur la pathologie interne, la clinique interne et la thérapeutique.

La sixième sur l'hygiène, la médecine légale et les accouchements.

V. — Les deux premières épreuves seront soutenues par tous les concurrents.

Ceux d'entre eux que le jury aura jugés les plus capables (et ce dernier nombre sera au moins du tiers de celui des candidats) subiront seuls la troisième épreuve.

VI. — Le jury chargé de prononcer sur le mérite des épreuves se composera de cinq membres désignés, chaque année, parmi les professeurs de la Faculté.

VII. — Le nombre des prix est fixé ainsi qu'il suit :

Un premier grand prix, deux autres premiers prix, et trois seconds prix. Des mentions honorables pourront, en outre, être accordées d'après le nombre des concurrents.

VIII. — Le premier grand prix de la Faculté de Paris donne droit à la remise des frais de quatre inscriptions et à la gratuité complète des examens, de la thèse et du diplôme, montant ensemble à la somme de 515 francs ; plus à une mé-

daille d'or de la valeur de 300 fr., et à des livres
pour 100 fr. Total 915 fr.

Les deux autres premiers prix, donnent droit
à la remise des frais d'examen, de thèse et de diplôme, montant à 315 fr., plus à une médaille
d'argent et des livres, d'une valeur de 200 francs.
Total 515 fr.

Chaque second prix donne droit à la remise
des frais de diplôme, montant à 100 fr., plus à
une médaille d'argent et des livres, d'une valeur
de 150 fr. Total 250 fr.

IX. — Les prix et mentions honorables sont
proclamés chaque année, dans la séance solen-
nelle de rentrée.

Un rapport spécial est fait sur le mérite du
concours.

La liste des candidats qui ont obtenu des prix
ou mentions honorables est transmise avec le
rapport à M. le ministre de l'instruction publique.

L'élève lauréat d'une Faculté ne peut concourir
pour les prix de l'école pratique dans une autre
Faculté.

CHAPITRE XII.

CHIRURGIE MILITAIRE.

Hopitaux d'instruction et de perfectionnement. — Élèves et sous-aides.

Les limites de ce livre ne me permettent point de traiter en détail de l'organisation des études médicales dans le service de santé militaire. Je me propose seulement, dans ce chapitre, de signaler à grands traits les principaux abus dont fourmille cette organisation, et de me faire l'écho des justes plaintes de mes anciens condisciples les élèves et les sous-aides, en ce qui touche aux conditions d'études véritablement barbares auxquelles ils sont actuellement soumis dans les hôpitaux d'instruction et de perfectionnement.

Suivons un moment le chirurgien militaire dans les deux phases de son instruction : les observations qu'il conviendra de faire se présenteront chemin faisant. Constatons d'abord la facilité vraiment déplorable qui préside à l'admission des élèves de première année; une sévérité plus grande serait cependant un service rendu à ces jeunes gens et à leur famille. Beaucoup d'entre eux, en effet, étant renvoyés après une année ou deux pour cause d'incapacité, ont ainsi perdu leur temps, compromis leur avenir et engagé leurs parents dans des dépenses inutiles. La même remarque s'applique à beaucoup d'autres professions libérales; c'est quand il est déjà trop tard pour reculer et changer de voie que l'on fait surgir les obstacles, tandis que les abords sont aplanis et semblent offrir une entrée facile à tout venant. Ne serait-il pas du devoir des administrations, en suivant une conduite tout à fait inverse, de se montrer soigneuses et prévoyantes à défaut des familles elles-mêmes, trop souvent illusionnées sur les dispositions et sur l'avenir de leurs enfants. Mais revenons à notre sujet.

Une fois admis, les élèves des hôpitaux militaires d'instruction ne jouissent, quant à leurs études, ni des avantages d'une complète indépendance, ni de ceux que procure une règle bien raisonnée, suivie d'une manière constante et uniforme. Assujettis pendant la journée à fréquenter un grand nombre de cours, dont la graduation scientifique n'est pas toujours faite avec toute l'intelligence désirable, ils n'ont rien de plus pressé, rendus le soir à la liberté, que d'oublier au milieu des distractions de leur âge, des enseignements rendus fastidieux par une contrainte brutale et dépourvue de toute action sagement directrice. Une réclusion complète et permanente serait préférable, car ces alternatives de dissipation et de travail forcé ne sauraient rendre l'étude ni attrayante ni productive.

Quand je dis travail, je me sers d'un mot impropre, attendu que dans l'organisation actuelle des hôpitaux d'instruction, on se préoccupe beaucoup plus de l'apparence de l'étude que de sa réalité. En voici la preuve : dans les intervalles des cours les élèves sont retenus à ce qu'on appelle les études : là, sous prétexte de repasser les matières qui leur sont enseignées, ils sont réunis en grand nombre dans une même salle, dont la surveillance est confiée à un aide-major. Celui-ci n'a d'autre mission que de maintenir le bon ordre ; car aucune tâche n'est imposée aux élèves, aucun contrôle ne vient ni vérifier ni diriger leur occupation. Une pareille mesure n'a donc aucune action efficace à l'égard des élèves paresseux et dissipés dont le voisinage ne peut que troubler et distraire les élèves de bonne volonté, qui profiteraient beaucoup mieux d'un temps employé chez eux à des travaux spontanés et libres. Ainsi, du reste, dans cette discipline scolastique des hôpitaux d'instruction, partout la même impuissance à l'égard des mauvais, et la même gêne infructueuse à l'encontre des bons.

Un autre vice pour le moins aussi grave, c'est

l'insuffisance des moyens d'instruction. Point de dissections suivies et régulières, à cause du petit nombre de sujets dont la plupart sont d'ailleurs retenus pour les cours des professeurs. De plus, les élèves sont astreints à suivre des cours en majorité assez médiocres, il faut l'avouer, quand ils ont près d'eux ceux des Facultés et mille autres ressources d'instruction auxquelles il leur est interdit d'atteindre. La conséquence la plus claire de cet isolement singulier, c'est de les obliger à un second travail pour les mettre en mesure de subir leurs examens devant les Facultés.

Les chirurgiens sous-aides, rentrant aux hôpitaux d'instruction et de perfectionnement, après plusieurs années passées dans l'exercice de leur grade, retombent, en très-grande partie, sous le régime des élèves ; comme eux, ils doivent suivre tous les cours ou à peu près ; à l'hôpital de Metz même, on les garde encore aux études. Indépendamment de ce qu'il y a d'inconséquent et de ridicule dans ce mélange d'auditeurs, les uns sortant à peine du collège, les autres assimilés aux officiers par leur position légale et s'étant signalés déjà par d'importants services, il y a encore, pour ces derniers, le gaspillage d'un temps susceptible d'être beaucoup plus utilement employé. Cette mesure n'a été imaginée, dirait-on, que dans l'intérêt de quelques professeurs heureux d'avoir un auditoire de gré ou de force.

Les sous-aides une fois arrivés à cette position, ne devraient connaître de cours que ceux des Facultés et uniquement pour l'obtention du doctorat, titre impérieusement exigé pour le grade d'aide-major breveté. Complétez et perfectionnez votre enseignement, ou laissez-les chercher eux-mêmes les suppléments à ce qui vous manque. Ces vérités venaient enfin d'être comprises à Paris : au Val-de-Grace une décision récente exemptait les sous-aides de tous les cours ; mais le Conseil de santé, fidèle à ses idées rétrogrades, a dernièrement encore paralysé les intentions éclairées des professeurs de cet hôpital, en replongeant les sous-aides dans le régime stérile et absurde contre lequel de légitimes réclamations s'élevaient depuis longtemps. Le conseil de santé, en cette circonstance, a prouvé une fois de plus son incurable aveuglement et sa proverbiale incapacité.

La difficulté pour les sous-aides de satisfaire aux épreuves du doctorat sera aggravée encore, dans la suite, par l'effet de la récente ordonnance du ministre de l'instruction publique. Désormais tous les examens ne pourront être subis qu'après la fin des études. Or, tous les sous-aides passant le temps présumé de ces études dans les hôpitaux de l'intérieur ou de l'Algérie, éloignés par conséquent des Facultés, seront obligés de se présenter à leurs examens dans un court délai, après une préparation fort incomplète et sous l'imminence du concours pour le grade d'aide-major.

Cette ordonnance, dont les avantages sont déjà si contestables à l'égard des étudiants civils, n'aura donc que des effets nuisibles pour les chirurgiens militaires qui, manquant le plus souvent et du temps et des ressources nécessaires, obligés d'ailleurs par état d'être docteurs à une époque donnée, devraient toujours trouver toute facilité pour subir leurs examens, à mesure qu'ils les auraient préparés.

Si l'administration se montrait encore moins parcimonieuse à l'endroit des congés d'examens! Il y a peu d'années, on accordait assez facilement des congés de trois mois, avec solde entière, à la condition de satisfaire à deux examens dans cet intervalle de temps. C'était déjà, ce me semble, assez rigoureusement calculé. Aujourd'hui, l'officier de santé militaire est supposé pouvoir subir un examen tous les quinze jours, et celui qui n'est que bachelier ès-sciences reçoit un congé de TROIS MOIS pour devenir docteur! Une pareille absurdité est-elle croyable? Elle est commise cependant par des gens qui ont la prétention de former des sujets distingués, et sous les yeux d'un conseil de santé dont la mission est d'éclairer l'administration supérieure sur les objets de cette nature! Avec ce système de congés, quel chirurgien sous-aide ou aide-major commissionné, employé en Afrique, s'exposera maintenant à en solliciter un, n'eût-il plus même devant lui qu'un ou deux examens pour obtenir son diplôme?

La faiblesse des études constatée tous les ans par les inspecteurs médicaux, et que, moi-même, j'ai entendu déplorer par l'un d'entre eux, en l'imputant aux défauts de l'organisation dont il réclamait la réforme radicale, cette faiblesse, dis-je, trouve encore d'autres causes, plus délicates à apprécier, dans la composition même du personnel des professeurs. La position qui leur est faite n'est pas en harmonie avec les fonctions à la fois pénibles et élevées qu'ils ont à remplir. Aussi, beaucoup d'hommes incontestablement distingués se tiennent-ils à distance de la carrière de l'enseignement. C'est qu'il faut, en effet, désirer bien vivement le droit de porter une palme sur l'habit, pour consentir, moyennant une augmentation annuelle de six cents francs sur les appointements du grade, à se condamner sous le ciel de Lille ou de Metz à tous les ennuis et labeurs qu'entraînent ces sortes d'emplois. Je ne dirai rien de la manière dont se font les concours et des influences qui peuvent y dominer quelquefois ; ce sont là choses par trop communes à notre époque de népotisme, et ma tâche est moins de m'attaquer aux vices des hommes que de signaler les imperfections des choses.

Les éléments parmi lesquels se recrutent les

professeurs sont malheureusement trop limités ; un enseignement défectueux ne produisant pas en nombre suffisant les hommes d'un mérite nécessaire, le terrain du concours n'appartient que trop souvent aux médiocrités ambitieuses. Or, ne vouloir prendre, d'une part, les professeurs que parmi les officiers de santé militaires exclusivement, sans modifier de l'autre les bases mêmes de l'enseignement, c'est vouloir tourner toujours dans un cercle vicieux.

A quoi sert le double emploi d'hôpitaux d'instruction et de perfectionnement? Ne pourrait-on pas, dans l'hypothèse où l'on voudrait, à toute rigueur, conserver la multiplicité, des centres d'enseignement, établir dans trois ou quatre hôpitaux un système d'études complet et uniforme pour chacun d'eux ? La situation actuelle nécessite tous les ans des déplacements dont le seul effet sérieux est une dépense périodique pour l'État. Un seul hôpital, placé à Paris, me paraîtrait, à vrai dire, préférable ; là on pourrait ne conserver que l'élite des professeurs actuels et concentrer ainsi les fonctions de l'enseignement dans les mains les plus dignes.

Soyons justes, toutefois ; on ne peut méconnaître qu'il existe depuis quelque temps une tendance assez marquée vers un niveau d'instruction plus élevé que celui qui naguère encore caractérisait les chirurgiens militaires. On la doit aux efforts éclairés de quelques professeurs éminents, et plus encore, à ceux de quelques jeunes intelligences qui, au prix seulement d'une lutte énergique de tous les jours, parviennent à s'affranchir des influences du milieu ingrat dans lequel elles sont condamnées à se développer. Je l'ai déjà fait remarquer d'ailleurs; cette amélioration toute réelle qu'elle est, est loin d'être suffisante, et les institutions actuelles en paralysent encore les effets.

Malheureusement il est permis de le craindre, toutes les réformes partielles qu'on tentera d'introduire dans cet enseignement, seront longtemps frappées d'impuissance par le mauvais vouloir de l'intendance militaire. Celle-ci tient maternellement à la continuation de l'état de choses actuel, ouvrage de ses vaniteuses prétentions et de sa hautaine impéritie. Honneur aux chirurgiens sous-aides de Metz qui ont énergiquement récusé son humiliant contrôle ! Ce généreux exemple nous démontre que la condition préalable à toute réforme, c'est l'affranchissement du corps de santé de toute influence parasite.

Je m'arrête : aller plus loin serait au-dessus de mes forces et de mes intentions; je laisse a des autorités plus graves que la mienne à signaler les voies qui peuvent s'ouvrir pour sortir de l'état fâcheux que j'ai essayé d'exposer. Mais avant de terminer, je ne puis passer sous silence une des conséquences les plus sérieuses des difficultés qu'éprouvent les chirurgiens militaires à concilier les exigences de leurs concours avec les examens universitaires. Je veux parler de cette singulière coexistence de deux catégories d'aide-majors, les uns titulaires et définitifs, les autres commissionnés et incessamment sous l'imminence d'une réintégration dans leur état de sous-aide. Un fait de cette nature parle assez de lui-même et fait mieux sentir que tous les raisonnements possibles la nécessité d'une réforme entière.

Cette réforme, objet des vœux les plus ardents de tous ceux qui portent intérêt à l'avenir de la chirurgie militaire, est-elle destinée à se réaliser un jour ? Il est permis d'en douter, car on ne peut se dissimuler qu'il est toujours difficile de toucher à ce qui est, quand trop de commodes existences peuvent en être dérangées. Ici comme ailleurs, partout et toujours, au grand détriment du progrès, force est de compter avec les petites convenances individuelles.

CHAPITRE XIII.

BIBLIOTHÈQUE DE LA FACULTÉ DE MÉDECINE.

Cette bibliothèque se forma d'abord des livres de l'ancienne Faculté, de la Société royale de médecine, de l'Académie royale de chirurgie et de l'Ecole de chirurgie. Elle s'accrut ensuite progressivement, et aujourd'hui elle compte trente mille volumes environ.

Ces volumes se composent, en grande majorité, de livres grecs, latins, arabes, français, allemands, anglais, etc., relatifs à la médecine, à la chirurgie, aux accouchements, à la physique, à la chimie et aux diverses parties de l'histoire naturelle. Mais, indépendamment de ces ouvrages spéciaux, la bibliothèque possède encore un grand nombre de livres de littérature grecque, latine et française. On y conserve religieusement des manuscrits très-précieux d'anciens médecins célèbres; les commentaires écrits de la main des doyens de l'ancienne Faculté de médecine, qui commencent en 1324 et finissent en 1786, ainsi que les archives de la Société royale de médecine , de l'Académie et de l'Ecole de chirurgie.

Malheureusement cette bibliothèque spéciale, destinée, si je ne me trompe, aux élèves en médecine, est loin de contenir tous les livres dont ceux-ci ont ordinairement besoin. J'ai dit plus haut que probablement, par suite d'un misérable calcul, fort agréable sans doute à messieurs les auteurs et à leurs libraires, mais très-fâcheux pour le public, la plupart des dernières éditions des livres classiques modernes manquaient à la bibliothèque. Quant à celles qu'on y rencontre par hasard, elles n'y existent chacune qu'à un seul exemplaire tout à fait insuffisant pour le nombre des lecteurs qui chaque jour se présentent. Qu'importent aux élèves vos manuscrits et commentaires des anciens régents, ainsi que vos bouquins grecs, arabes espagnols ou russes ? Ce qui leur faut, ce que la Faculté devrait avoir dans sa bibliothèque, ce sont des exemplaires nombreux des meilleurs éditions des ouvrages classiques modernes, de tous les livres, en un mot, indispensables à l'étude journalière de la médecine. Espérons voir se réaliser cette amélioration si désirable.

La bibliothèque est ouverte aux élèves, de onze heures à trois heures, et de sept à dix heures du soir, tous les jours, le jeudi et le dimanche exceptés.

On ne peut y entrer avec des livres ou avec des cahiers reliés.

Chacun attend en silence son tour de distribution. Personne n'est autorisé à toucher au catalogue en volume ou mobile.

Il est défendu de monter aux échelles, de converser, de se promener.

Avant de sortir, l'élève doit avoir soin de remettre sur la table, placée devant le bureau des sous-bibliothécaires, le livre qui lui a été confié.

Les bibliothécaires et sous-bibliothécaires sont:

M. Dezeimeris, bibliothécaire, nommé le 29 janvier 1836.

M. Raige Delorme, bibliothécaire adjoint, nommé le 18 février 1836.

M. Bell, sous-bibliothécaire, nommé le 22 novembre 1838.

M. Legrand, sous-bibliothécaire, nommé en 1846.

CHAPITRE XIV.

MUSÉE D'ANATOMIE COMPARÉE. — MUSÉE D'ANATOMIE
PATHOLOGIQUE OU MUSÉE DUPUYTREN.

Le Musée d'*anatomie comparée* est de formation récente. Il date de 1845. On le doit à M. Orfila, qui l'a, pour ainsi dire, improvisé. Il occupe la première salle, dite galerie de l'Horloge, de l'ancien musée de la Faculté. Beaucoup de pièces sont fort belles ; mais plusieurs, néanmoins, se ressentent un peu de la rapidité de leur confection. Quoi qu'il en soit, c'est là une belle et bonne idée réalisée avec bonheur, et dont les élèves doivent savoir gré à M. le doyen.

Les autres salles de l'ancien Musée sont celles où se font habituellement les examens. Elles renferment une très-riche collection d'instruments de chirurgie anciens et modernes, arsenal précieux pour l'étude et pour l'histoire de l'art, et de plus, une collection également très-nombreuse d'échantillons de toutes les substances médicamenteuses employées en thérapeutique.

Ce Musée est ouvert les lundis, mercredis et vendredis de 11 heures à 3 heures. — Le conservateur est M. Maissiat, et le préparateur M. Suquet.

Le Musée *Dupuytren*, établi au rez-de-chaussée de l'antique édifice situé à gauche de la première cour de l'école-pratique, est destiné à l'anatomie pathologique. Il contient un grand nombre de pièces anatomiques, ainsi que beaucoup d'exemples très-curieux des anomalies de l'organisation et de la conformation primitive.

On le doit à la munificence du grand chirurgien dont il porte le nom.

Il est ouvert les lundis, mercredis et vendredis, de 11 à 3 heures.

CHAPITRE XV.

JARDIN BOTANIQUE DE LA FACULTÉ.

Ce jardin est situé dans la partie Est de la pépinière du Luxembourg ; on y cultive, sur une double rangée de plates-bandes, un grand nombre de plantes distribuées d'après la méthode naturelle. Ces plantes, destinées à l'étude, ne sont malheureusement pas choisies avec toute l'intelligence désirable. On cherche en vain parmi elles beaucoup d'espèces indigènes, employées en médecine, et dont on ne trouve souvent que les étiquettes. En compensation, on y rencontre une foule d'espèces, sans utilité pratique, intéressantes, il est vrai, pour le naturaliste, mais peu nécessaires assurément au médecin. Il me semble que, dans un jardin de cette nature, les plantes médicinales devraient être au contraire en majorité, chacune d'elles représentée par de nombreux échantillons, et que l'on ne devrait conserver de plantes sans usage en médecine que juste ce qu'il faut pour l'étude de certaines familles, et pour ne pas interrompre l'ordre naturel de la série végétale.

De cette manière on ne serait point obligé d'interdire aux élèves le droit de cueillir les quelques échantillons de fleurs ou de fruits dont ils ont besoin pour étudier, et de les exposer ainsi, s'ils transgressent cette singulière consigne, aux invectives grossières des gens préposés à l'entretien ou à la garde du jardin. — Un tel état de choses ne tend à rien moins qu'à faire de cette école de botanique un simple lieu de promenade et d'agrément — sauf cependant les injures qu'on y reçoit — à l'usage des amateurs de l'un et l'autre sexe (1).

Outre la nécessité d'augmenter considérablement le nombre des espèces médicinales, nécessité que je crois absolue si l'on veut que ce jardin puisse réellement répondre à sa destination, je pense qu'il serait également utile que des aides de botanique fussent chargés, à certaines heures du jour, de guider les élèves encore inexpérimentés dans l'observation si délicate de l'organographie végétale, ainsi que cela se pratique fort imparfaitement, il est vrai, à la Faculté, pour les ma-

------

(1) On voit souvent, en effet, des dames se promener dans le jardin. Nous constatons le fait, sans néanmoins nous en plaindre.

nipulations chimiques et pour l'anatomie humaine. Ce serait un service rendu à la science et surtout aux élèves dont les connaissances en botanique sont actuellement si faibles, faute de direction. On aurait de plus l'avantage d'utiliser à l'École l'emploi d'aide botaniste, qui aujourd'hui n'est véritablement qu'un objet de luxe.

Mais ce qui dépasse toutes les prévisions du sens commun, ce qui serait vraiment incroyable, sans les faits qui en témoignent, c'est que la Faculté, non contente de laisser ainsi les élèves sans direction dans l'étude difficultueuse et si nécessaire de la botanique, INTERDIT AUX PROFESSEURS PARTICULIERS LE DROIT DE FAIRE AUCUNE DÉMONSTRATION DANS SON JARDIN !... Une semblable interdiction est tellement absurde, tellement en opposition avec les idées libérales de notre époque, qu'il est inutile d'y ajouter aucun commentaire. Il suffit de la signaler pour en faire comprendre l'énormité. Du reste, cette mesure n'est que la conséquence de cet esprit d'hostilité dont l'École est animée contre l'enseignement libre. Forcée de le reconnaître en principe, elle le tue dans le fait, en lui refusant les éléments matériels nécessaires à son développement et dont elle seule dispose. Nous l'avons suffisamment démontré plus haut en traitant des études anatomiques.

Le jardin est ouvert tous les jours de 6 heures

à 10 heures du matin, et de 3 heures à **7 heures** du soir, depuis le mois de mai jusqu'au 1ᵉʳ septembre.

Je pense qu'il serait bien d'en prolonger l'ouverture jusqu'à huit heures du soir, sauf à retrancher une heure le matin. C'est en effet le soir, après leur dîner, que les élèves fréquentent en plus grand nombre le jardin. Or, comme il ne leur est guère possible d'y arriver avant six heures, on conçoit que le temps qui leur reste est alors insuffisant pour étudier d'une manière convenable. Cette mesure, praticable depuis le 15 mai jusqu'au 30 juillet au moins, serait donc très-avantageuse aux élèves désireux de s'instruire. Elle ajouterait au temps du travail une heure souvent perdue en stériles distractions.

Nous espérons que M. Richard, si généreusement et si constamment préoccupé des intérêts scientifiques de ses nombreux élèves, voudra bien entendre ces quelques observations en faveur d'une science qu'il aime et que nous aimons.

CHAPITRE XVI.

LABORATOIRE DE CHIMIE DE LA FACULTÉ DE MÉDECINE.
— MANIPULATIONS.

Le laboratoire de chimie de la Faculté a pour principal objet les préparations des leçons de chimie et de pharmacie qui se font à l'Ecole. Il sert aussi à l'analyse des matières et des humeurs morbifiques recueillies dans les hôpitaux. C'est encore là que l'on examine les remèdes secrets que la cupidité invente chaque jour, ainsi que les eaux minérales dont le gouvernement veut connaître la nature.

Presque tous les magistrats, non-seulement de la Cour royale de Paris, mais encore des autres tribunaux du royaume, y envoient analyser les pièces et les matières dans les cas de suspicion de faux en écriture, d'empoisonnement ou d'assassinat.

Un autre laboratoire existe à l'École pratique pour les manipulations chimiques des élèves, manipulations dont nous avons déjà parlé.

Le chef des travaux chimiques de l'École est M. Lesueur.

CHAPITRE XVII.

JOURNAUX.— REVUES.— DICTIONNAIRES DE MÉDECINE.

Outre les ouvrages didactiques que les élèves doivent lire et méditer dans le cours de leurs études, je pense qu'il est bon, qu'il est utile et même nécessaire qu'ils lisent aussi les journaux de médecine, pour suivre, en s'instruisant, le mouvement progressif et continu de la sphère scientifique au milieu de laquelle ils commencent à vivre. D'ailleurs personne aujourd'hui ne saurait rester indifférent au journalisme. C'est le roi de l'époque, et le plus puissant, en médecine comme en littérature et en politique. Cette puissance souveraine de la presse, c'est là, quoiqu'en disent encore certains esprits étroits ou rétrogrades, une des belles, une des glorieuses conquêtes de notre civilisation, un des grands bienfaits de notre temps.

Mais si la lecture des feuilles médicales est déjà une nécessité pour l'étudiant, que sera-ce lorsque devenu praticien, et relégué loin de Paris, il ne

lui restera, dans sa solitude, que cette voix fra-
ternelle de la presse pour lui apporter les bruits
lointains de ce monde au milieu duquel il a vécu?

« J'ai vu, dit un de nos spirituels confrères, le
praticien des campagnes qui conserve le souvenir
et le goût de ses anciennes études arriver le soir
à son logis ; il descend de sa monture qui va prendre du repos ; mais lui, il a beau avoir couru tout
le jour et par monts et par vaux, il a beau être
pressé par la faim et accablé par la fatigue, n'importe, le journal arrivé avant lui l'attendait ; il se
débottera plus tard. Il faut voir d'abord ce qui se
passe dans le monde médical ; peut-être aussi va-
t-il trouver quelque lumière pour le diagnostic
d'un cas obscur qui l'embarrasse , ou quelque
heureux remède pour la cure d'une maladie qui
a épuisé toute sa matière médicale. *Gaz. méd.*
1837. »

Cela est exactement vrai : le journalisme , ce
pain quotidien de la pensée, est pour nous, étudiants ou praticiens de la ville , un besoin ; pour
le médecin de campagne, il est plus , il est un
bienfait.

Voici les principales feuilles qui se partagent
aujourd'hui le champ de la publicité médicale.

LA GAZETTE DES HOPITAUX civils et militaires
ou *Lancette française*, paraissant les mardis, jeudis et
samedis.—36 fr. an. M. Fabre, rédacteur en chef.

Cette feuille, comme l'annonce son titre, publie tous les faits importants qui se présentent dans les hôpitaux. Elle recueille fidèlement les leçons cliniques de nos maîtres, et propage ainsi les bienfaits de l'enseignement : les séances des académies et des sociétés savantes y sont exactement reproduites.

L'UNION MÉDICALE, paraissant les mardis, jeudis et samedis ; 36 fr. par an. **M. AMÉDÉE LATOUR**, rédacteur en chef.

Ce journal continue la pensée féconde du congrès. Il soutient avec indépendance la dignité de l'art, l'égalité confraternelle, tous les intérêts moraux et professionnels du corps médical. D'excellents mémoires sur toutes les branches de la science et de l'art, un compte-rendu fidèle des cliniques et des académies, une appréciation toujours impartiale et juste des idées et des faits scientifiques, l'ont placé de bonne heure au premier rang de la presse médicale française.

LA GAZETTE MÉDICALE de Paris, paraissant tous les samedis ; 40 fr. par an. **M. GUÉRIN**, rédacteur en chef.

Ce journal rédigé avec talent, publie des mémoires originaux et du plus haut intérêt sur toutes les questions importantes de la science et de la pratique. Bulletins, comptes-rendus, des

Académies savantes et des sociétés de médecine ; revues des journaux français et étrangers, etc.

L'ABEILLE MÉDICALE, paraissant tous les mois. 4 fr. par an. **M. COMET**, rédacteur en chef.

Ce journal est bien nommé. C'est une abeille, mais une abeille intelligente et laborieuse, qui apporte chaque mois à ses abonnés, un excellent butin. Dieu me préserve de son aiguillon !

JOURNAL DE MÉDECINE, paraissant tous les mois. 8 fr. par an. **M. TROUSSEAU**, rédacteur en chef.

Cette feuille tient et donne tout ce que promet le nom de son rédacteur.

JOURNAL DE CHIRURGIE, paraissant tous les mois. 8 fr. par an. **M. MALGAIGNE**, rédacteur en chef.

C'est le complément obligé du précédent. Vous y trouverez de la bonne science, positive, pratique et surtout bien écrite

Un grand nombre d'autres journaux, revues et brochures périodiques existent encore dans ce brillant faisceau de la publicité médicale et scientifique. La plupart sont consacrés à des points de vue spéciaux de la science et de l'art. Tels sont, le *Journal des connaissances médico-chirur-gicales*, les *Annales d'hygiène publique et de médecine légale*, les *Annales de chimie et de physique*, les *Annales des maladies de la peau et de la syphilis*, les *Archives générales de médecine*, le *Bulletin de l'Académie de médecine*, le *Bulletin générale de thérapeutique*, le *Journal de pharmacie et de chimie*, la *Revue médicale française et étrangère*, etc., etc.

Je place ici les dictionnaires de médecine dont je n'ai pu parler dans les articles précédents de bibliographie. — J'aime peu la science médicale déchiquetée, décousue, dépareillée comme nous la donnent les dictionnaires. Néanmoins, l'étudiant comme le praticien, doivent en avoir deux : un pour leur apprendre ou leur rappeler la signification des termes techniques, ce qui n'est pas d'une médiocre importance à notre époque de néologomanie ; l'autre, pour leur donner les éclaircissements dont ils peuvent avoir besoin sur le champ.

Les dictionnaires les plus en vogue aujourd'hui sont au nombre de trois : celui de NYSTEN pour la signification des termes ; LE DICTIONNAIRE des DICTIONNAIRES de Fabre et le DICTIONNAIRE dit en 30 VOLUMES.

Le premier n'a pas de rivaux ; le second,

outre son bon marché, a l'avantage immense, selon moi, pour un dictionnaire, de donner à chaque article les opinions textuelles des praticiens les plus éminents, et cela avec indépendance, ce qui est beaucoup à notre époque où l'encens est tant en vogue. Le troisième est un assemblage de riches matériaux frappés au coin des plus pures doctrines de la Faculté et de l'Académie. On lit encore l'ancien dictionnaire en quinze volumes, pour ses articles de médecine.

Avant de terminer la première partie de cet ouvrage, mon devoir est de réparer une omission involontairement faite dans l'énumération des cours particuliers. Je veux parler du cours de chirurgie herniaire que M. le docteur JALADE LAFOND, chirurgien herniaire des hôpitaux, vient d'ouvrir en son domicile, rue de Grenelle-Saint-Honoré, n° 1. Les élèves sauront gré à M. J. Lafond d'un enseignement destiné à compléter leur instruction dans une branche fort utile et malheureusement trop négligée jusqu'alors de l'art chirurgical. La plupart des jeunes médecins quittent, en effet, les bancs de l'école dans l'ignorance absolue des divers bandages et appareils de contention herniaire. Il arrive bientôt qu'ils sentent cruellement cette ignorance. Consultés à chaque instant par des gens du monde qui, par habitude, en savent souvent plus qu'eux sur cette matière, ils en sont réduits à répondre aux questions qu'on leur adresse par des lieux communs ou des réticences forcées et compromettantes. C'est là un des premiers écueils de la pratique où souvent la science vient se heurter et fléchir contre l'inexpérience des choses en apparence les plus vulgaires. Je ne saurais donc trop engager les élèves à profiter des leçons de M. J. Lafond, qui joint à l'habileté spéciale de l'artiste le savoir du médecin.

FIN DU LIVRE PREMIER.

LIVRE SECOND.

EXPOSÉ DES RÈGLEMENTS UNIVERSITAIRES CONCERNANT LES ÉTUDES MÉDICALES.

Ainsi que je l'ai dit dans ma préface, j'ai choisi parmi tous les règlements universitaires ceux actuellement en vigueur et dont la connaissance est rigoureusement indispensable à tout élève en médecine. J'ai omis volontairement tous ceux qui m'ont paru inutiles et plutôt propres à jeter dans l'esprit l'incertitude et l'obscurité, qu'à guider sûrement l'élève dans les détails administratifs de la Faculté. J'ai modifié le style des articles toutes les fois que je l'ai cru nécessaire pour la clarté. Mais tout en changeant la lettre, j'en ai religieusement conservé l'esprit.

CHAPITRE PREMIER.

INSCRIPTIONS. — DURÉE DES ÉTUDES.

I. — Nul ne peut être admis à prendre sa première inscription dans une Faculté de médecine, à quelque titre que ce soit, s'il n'est bachelier ès-lettres.

II. — Le diplôme de bachelier ès-sciences physiques n'est exigé que pour prendre la cinquième inscription.

III. — Le temps d'études nécessaire pour être apte à obtenir le grade de docteur est de quatre années. — Ce temps se témoigne légalement par la prise des inscriptions au nombre de seize.

IV. — Les inscriptions se prennent de trois en trois mois de la manière suivante : l'élève en dépose le prix dans la *première quinzaine* de chaque trimestre ; puis il revient dans la *dernière quinzaine* du même trimestre faire acte de présence. Faute de remplir cette formalité, l'in-

scription est perdue et le prix en est imputé à
l'inscription du trimestre suivant.

V. — Pour prendre la première inscription du
doctorat, l'élève doit produire :

1° Son acte de naissance ;

2° Le consentement de son père ou de son tuteur, s'il a moins de vingt et un ans.

3° Le diplôme de bachelier ès-lettres ;

4° Un certificat de bonne vie et mœurs ;

5° Un répondant, si son père ou son tuteur
n'habite pas dans la ville.

VI.—L'élève, accompagné de son répondant, se
présente au secrétariat de la Faculté de une heure
à deux. Il y dépose ses papiers, et son répondant
écrit sur un registre la déclaration qui lui est
demandée. Le lendemain, l'élève revient seul,
verse le prix de son inscription et en reçoit une
quittance, ainsi qu'une feuille de relevé d'inscriptions.

VI.— La première inscription pour le doctorat
ne peut être prise que dans le premier trimestre
de l'année scolaire, c'est-à-dire en novembre.
Toutefois, le ministre peut autoriser, pour des
motifs graves, à la prendre au trimestre de janvier. Mais jamais cette autorisation ne peut
s'étendre aux deux autres trimestres.

VII.—Le prix des quinze premières inscriptions

est de 50 francs chacune : la seizième ne coûte que 35 francs.

IX. — Les cinquième, sixième et septième inscriptions ne se paient chacune que 30 francs, à cause de la déduction faite sur elles des 60 fr. versés par l'élève à la Faculté des sciences, pour obtenir le titre de bachelier.

X.—Personne ne peut prendre inscription pour un élève. Celui qui prendrait inscription pour un de ses camarades, encourrait la perte de ses inscriptions, sans préjudice des poursuites judiciaires dont il serait l'objet pour le faux qu'il aurait commis.

CHAPITRE II.

EXAMENS. — THÈSE.

EXAMENS.

I. — Les examens se divisent en deux séries d'actes : les examens dits de *fin d'année*, au nombre de trois ; les examens de *réception*, au nombre de cinq, la thèse non comprise.

Examens de fin d'année (1).

II. — A partir du 1er novembre 1846, les élèves en médecine qui prendront une première inscription passeront un examen à la fin de la première, de la deuxième et de la troisième année d'études.

III. — Ces examens, dits examens de fin d'an-

---

(1) Ces examens ont été institués en vertu d'un arrêté du ministre de l'instruction publique en date du 7 septembre 1846.

nées, porteront sur les matières qui auront fait l'objet des cours des années correspondantes, c'est-à-dire, le premier examen, sur la physique, la chimie et l'histoire naturelle ; le deuxième, sur l'anatomie et la physiologie ; le troisième, sur la pathologie interne et externe.

IV. — Quatre élèves seront interrogés à chaque examen. Le jury d'examen se composera de deux agrégés et d'un professeur président. Le résultat de l'examen devra être soumis à la sanction de la Faculté.

V. — Les examens de fin d'année devront commencer du 15 juillet au 1ᵉʳ août. Les élèves refusés à ces examens seront ajournés au mois de novembre suivant, et ne recevront l'inscription de ce trimestre qu'autant qu'ils auront recommencé l'épreuve et l'auront soutenue d'une manière satisfaisante.

VI. — Tout élève déjà refusé au mois d'août, qui le serait une seconde fois en novembre, devra être ajourné à la fin de l'année scolaire, et ne pourra prendre aucune inscription pendant tout le cours de cette année, à moins d'une autorisation spéciale délivrée par le grand-maître en conseil royal, et accordant un nouveau délai pour l'examen. Cet élève ne pourra prendre ses inscriptions, l'année suivante, qu'autant qu'il aura

passé ses examens de fin d'année d'une manière
satisfaisante.

VII. — Tout élève qui ne se sera pas présenté
au mois d'août pour subir l'examen de fin d'année, ne pourra être admis à subir cet examen au
mois de novembre suivant qu'après justification
d'empêchement légitime, dûment constaté par le
doyen de la Faculté.

Tout élève qui ne se sera présenté ni au mois
d'août ni au mois de novembre, pour soutenir
l'examen de fin d'année, sera ajourné à la fin de
l'année scolaire, et ne pourra prendre aucune inscription pendant tout le cours de cette année.

VIII. — Les examens de réception ainsi que la
thèse ne pourront être soutenus qu'après la seizième inscription révolue, suivant l'ordre prescrit
par l'article 5 de la loi du 10 mars 1803 (19 ven-
tôse an XI). Pour ces épreuves, les jurys d'examen et les séries d'élèves resteront composés
comme par le passé.

IX. — Les élèves des écoles préparatoires de
médecine et de pharmacie qui auront soutenu,
dans ces écoles, les deux examens de fin d'année,
correspondant à la première et à la seconde année
d'études, et qui y auront satisfait, seront dispen-
sés de soutenir de nouveau ces examens devant
les Facultés.

Les élèves qui auront soutenu dans les écoles préparatoires les examens de fin d'année correspondant à la troisième et à la quatrième année d'études seront astreints à soutenir de nouveau ces examens devant les Facultés, lorsqu'ils se présenteront pour convertir les inscriptions d'école en inscriptions de Faculté.

X. — Les élèves qui ont pris leur première inscription avant le 1er novembre 1846, et qui, par conséquent, ne sont pas soumis aux examens de fin d'année, continueront à subir leurs épreuves d'après les dispositions suivantes :

XI. — Le PREMIER EXAMEN, après la quatrième inscription, sur l'histoire naturelle, la physique médicale, la chimie médicale et la pharmacie.

XII. — Le DEUXIÈME EXAMEN, après la douzième inscription, sur l'anatomie et la physiologie.

XIII. — Le TROISIÈME EXAMEN, après la seizième inscription, sur la pathologie interne et externe et sur les opérations.

XIV. — Le QUATRIÈME EXAMEN, sur l'hygiène, la médecine légale, la matière médicale et la thérapeutique.

XV. — Le CINQUIÈME EXAMEN, sur la clinique

interne, la clinique externe et les accouchements.

XVI. — Le prix de chaque examen est de 30 fr.

XVII. — Les élèves, pour être admis à subir le premier examen, doivent avoir quatre inscriptions et présenter le diplôme de bachelier ès-sciences physiques. — Il est bien entendu que cette disposition et les deux suivantes ne s'appliquent qu'aux élèves qui ont pris leur première inscription avant le 1ᵉʳ novembre 1846.

XVIII. — Ils ne peuvent prendre la cinquième inscription qu'après avoir satisfait à ce premier examen.

XIX. — Ils ne peuvent prendre la treizième inscription qu'après avoir satisfait au deuxième examen. Les trois derniers examens et la thèse ne peuvent être soutenus qu'après la seizième inscription révolue.

XX. — Les élèves qui ont pris leur première inscription le 1ᵉʳ novembre 1846 ou après cette époque ne subiront, ainsi qu'il est dit plus haut, leurs examens de réception qu'après la seizième inscription révolue. Ces examens auront lieu suivant l'ordre prescrit par l'article 5 de la loi du 10 mars 1803, qui est le suivant :

XXI. — Premier examen. Anatomie, physiologie, avec une épreuve de dissection.

Deuxième examen. Pathologie interne et externe avec opérations.

Troisième examen. Histoire naturelle médicale, physique médicale, chimie médicale et pharmacie.

Quatrième examen. Hygiène, médecine légale, matière médicale et thérapeutique.

Cinquième examen. Clinique interne, clinique externe, accouchements.

XXII. — Les consignations pour examens ou thèses se font au secrétariat de la Faculté les lundi, mercredi et vendredi de chaque semaine, de dix heures à midi. Pendant les quatre quinzaines où se reçoivent à cette même heure les inscriptions trimestrielles, elles ont lieu de deux heures à trois. — Cette disposition, ainsi que toutes celles qui suivent jusqu'à la fin du chapitre, s'appliquent aux examens de tous les élèves indistinctement, quelle que soit la date de leur première inscription.

XXIII. — Le prix de chaque examen est de 30 francs. L'élève doit l'acquitter en consignant.

XXIV. — Les candidats sont classés dans

l'ordre alphabétique pour être examinés. Ils sont interrogés l'un après l'autre, pendant trois quarts d'heure, à chaque examen, par trois juges, dont deux professeurs et un agrégé. Le plus ancien des deux professeurs est président de l'acte.

XXV. — Les décisions des jurys d'examen doivent, pour être absolues, être sanctionnées par la Faculté, qui s'assemble à cet effet le jeudi à trois heures, de quinze en quinze jours. Elle sont alors publiées par une affiche manuscrite, placée dans la première salle des bureaux.

XXVI. — Lorsqu'un élève est refusé, il est ordinairement ajourné à trois mois pour subir de nouveau le même examen. Cet ajournement peut s'élever à un an ; mais bien rarement cette disposition rigoureuse est appliquée.

XXVII. — L'élève ajourné à un examen ne peut, sans autorisation spéciale du ministre, subir cet examen devant une autre Faculté. Aussi, oblige-t-on les élèves en consignant de déclarer, par écrit, qu'ils ne se sont pas déjà présentés à la même épreuve devant une autre Faculté, et qu'ils n'ont pas été ajournés.

XXVIII. — L'élève qui repasse un examen acquitte de nouveau le droit de présence des examinateurs qui est de 30 fr.

THÈSE.

XXIX. — Cette dernière épreuve consiste :

1° En une dissertation imprimée dont le sujet a été choisi par le candidat, ou tiré au sort par lui sur une série de questions spéciales que la faculté a rédigées à cet effet.

2° En une argumentation verbale sur le sujet de la dissertation et sur quatorze questions correspondant aux diverses branches des sciences médicales, tirées au sort par le candidat, et transcrites sans développement à la suite de la dissertation imprimée.

XXX. — Le sujet de la thèse ainsi que les quatorze questions orales, doivent être pris et indiqués après la douzième inscription.

XXXI. — Lorsque le candidat veut soutenir sa thèse, il en dépose le manuscrit au secrétariat. Un président lui est désigné par le doyen. Ce président examine le manuscrit pour en garantir les opinions émises en ce qui touche seulement la religion et les mœurs. Si le contexte lui paraît propre à former la matière du sixième examen, le manuscrit est envoyé à l'impression.

XXXII. — L'élève, en consignant pour sa thèse, verse au secrétariat la somme de 165 fr., savoir : 65 fr. pour droit de présence des examinateurs et 100 fr. pour le sceau du diplôme.

XXXIII. — Le nombre des exemplaires de la thèse que le candidat doit déposer à la Faculté est de cent. L'imprimeur désigné par la Faculté est M. Rignoux, rue des Fossés-Monsieur-le-Prince, n° 29.

XXXIV. — Le jury d'examen chargé de l'argumentation de la thèse, se compose de quatre examinateurs y compris le président, savoir : deux professeurs et deux agrégés. Le président a voix prépondérante en cas d'égalité des suffrages.

XXXIV. — Pour soutenir sa thèse, le candidat se revêt de la robe. Il doit 3 fr. au garçon du vestiaire pour la location de cette robe.

XXXVI. — Le diplôme est délivré par le grand-maître de l'Université. — Il n'est remis à l'impétrant qu'après que celui-ci y a apposé sa signature et en a porté le récépissé sur un registre.

XXXVII. — Lorsque le candidat quitte Paris avant la délivrance de son diplôme, il doit, pour le recevoir de l'autorité académique la plus voisine du lieu où il réside, en signer la demande et porter exactement son adresse sur un registre ouvert à cet effet au secrétariat. Le diplôme est alors envoyé au ministère pour être transmis à l'autorité académique du lieu où il réside et qui le lui délivre. Cette expédition du diplôme se fait gratuitement.

XXXVIII. — La thèse que le candidat, après sa réception, répand dans le public doit être exactement conforme au manuscrit soumis à l'examen du président. S'il en était autrement, son diplôme ne lui serait pas délivré, et il ne serait admis à soutenir sa thèse que sur un autre sujet et après un délai plus ou moins long fixé par l'Université.

XXXIX. — Les opinions émises dans une thèse sont propres aux candidats. La Faculté n'entend leur donner ni approbation ni improbation.

XL. — La dédicace ne peut être faite à aucune autre personne qu'à un parent, sans la double approbation de la Faculté et de la personne à qui elle s'adresse.

XL. — Tout docteur en médecine qui veut joindre à son premier titre celui de *docteur en chirurgie*, doit subir un nouveau cinquième examen, et soutenir une seconde thèse sur un sujet chirurgical. Les frais sont de 320 fr., savoir : 100 fr. pour l'examen et 220 fr. pour la thèse, y compris le droit de sceau de diplôme.

CHAPITRE III.

STAGE DANS LES HOPITAUX. — EXTERNAT ET INTERNAT (1).

I. — Nul ne peut obtenir le grade de docteur dans une des Facultés de médecine du royaume, s'il n'a suivi pendant une année au moins, soit en qualité d'externe, soit comme simple élève en médecine, le service d'un hôpital.

II. — Le stage prescrit commence pour les élèves après leur huitième inscription prise.

Les élèves qui ont obtenu au concours le titre d'externe peuvent faire compter leur temps de stage dans un hôpital, à dater de leur entrée en exercice en ladite qualité.

III. — Pour obtenir les 9e 10e, 11e et 12e inscriptions, l'élève doit produire au *commencement* des trimestres correspondants à ces inscriptions

____

(1) Voyez le chapitre XI du livre premier pour les réglements de l'Externat et de l'Internat dans les hôpitaux.

un certificat de l'administration des hôpitaux, constatant qu'il est attaché à un service, et à la *fin* de ces mêmes trimestres, un certificat délivré par le chef de service et visé par le directeur de l'hôpital, constatant que l'élève a fait son service régulièrement.

IV. — L'élève stagiaire dans un hôpital pourra prendre, le 30 août seulement, l'inscription de juillet, sur la présentation d'un certificat de son chef de service : il obtiendra de même l'inscription de novembre, en en présentant un à la fin de décembre.

CHAPITRE IV.

I. — Lorsqu'un retard dans la prise régulière des inscriptions a eu lieu faute de moyens pécuniaires, la demande en récupération de ces inscriptions doit être adressée directement au doyen de la Faculté, accompagnée d'une déclaration des parents ou du tuteur de l'élève, certifiée et visée par le maire. Cette déclaration aura dû être déposée au secrétariat dans la quinzaine même où l'inscription devait être acquittée.

L'élève devra en outre joindre à cette déclaration, pour chaque trimestre, un certificat des professeurs dont il aura suivi les cours. Ce certificat doit être délivré à la fin du trimestre.

II. — Il n'est accordé aucune inscription pour les études libres à la Faculté, antérieures à la prise de la première inscription, lors même qu'elles seraient certifiées par des professeurs.

III. — Les inscriptions perdues par suite de refus aux examens, ou parce que l'élève ne s'y présente pas, ne peuvent être ensuite obtenues.

IV. — Les inscriptions prises dans une Faculté seront reçues dans les deux autres. L'élève qui quitte une Faculté pour aller étudier dans une autre, doit se munir d'un certificat indiquant l'état de ses études.

Valeur des inscriptions prises dans les écoles préparatoires.

V. — La conversion de deux, trois, quatre ou cinq inscriptions d'une école préparatoire en inscriptions de Faculté n'aura lieu qu'autant que l'élève sera bachelier ès-lettres. Si le nombre d'inscriptions d'une école secondaire est de six ou de plus, la conversion ne pourra se faire que sur la présentation des diplômes de bachelier ès-lettres ou de bachelier ès-sciences. L'élève doit présenter de plus ses certificats d'inscriptions et d'assiduité visés par le recteur et indiquant les sommes payées par lui.

VI. — Les sommes payées pour inscriptions aux écoles préparatoires entrent en déduction sur le prix de celles que l'élève peut prendre ensuite dans les Facultés.

Les huit premières inscriptions, prises pendant deux ans, dans une école préparatoire de médecine, ont la même valeur, sous le rapport des études, que les inscriptions prises dans les Facultés.

Les inscriptions des écoles préparatoires se payent 35 fr. chacune.

VII. — L'élève qui fait convertir des inscriptions d'école préparatoire en inscriptions de Faculté n'acquitte le prix de ces inscriptions qu'au fur et à mesure des besoins qu'il en a pour subir ses examens.

VIII. — La demande en conversion des inscriptions d'école préparatoire en inscriptions de Faculté, doit être adressée directement au doyen de la Faculté. En voici la formule :

MONSIEUR LE DOYEN ,

Je vous prie de vouloir bien m'allouer les inscriptions auxquelles je puis prétendre, d'après ... trimestres d'études à l'école secondaire de...

Agréez, Monsieur le Doyen, etc.

L'élève qui sollicite cette conversion doit joindre à l'appui de sa demande, indépendamment de ses certificats d'inscription , une attestation qu'il a satisfait aux examens de fin d'année, prescrits par les règlements. (1).

Conversion des inscriptions d'officier de santé.

IX. — Les inscriptions prises comme aspirant au titre d'officier de santé sont comptées pour le doctorat, quand il est justifié du grade de bachelier ès-sciences. Il faut alors acquitter intégralement pour chaque inscription les 20 francs de différence, entre celles qui ont été prises à titre d'officier de santé et celles qui l'ont été pour le doctorat.

X. — Le diplôme d'officier de santé n'est par lui-même d'aucune valeur pour tenir lieu d'inscriptions dans une Faculté, si les études qui ont servi pour l'obtenir n'ont pas été faites dans une Faculté ou dans une école secondaire.

Valeur des études faites dans les universités étrangères.

XI. — Les études faites en pays étrangers sont assimilées aux études faites dans les écoles secondaires de France, en supposant toutefois qu'elles ont eu lieu dans des universités connues, et où il

______

(1) Voir le chapitre suivant, article X.

est notoire qu'il existe une instruction médicale complète.

XII. — Lorsque les certificats d'études dans une université étrangère sont présentés pour obtenir des inscriptions en échange, la Faculté en déduit les études des sciences élémentaires, dont la connaissance est exigée en France, pour l'admission aux baccalauréats ès-lettres et ès-sciences. Il n'est ainsi alloué d'inscriptions que pour les études purement médicales.

Les candidats qui constateront, par certificats authentiques, qu'ils ont obtenu, dans une université étrangère, des grades équivalents, pourront adresser une demande en dispense des diplômes de baccalauréats ès-lettres et ès-sciences, à M. le ministre de l'instruction publique, qui en décidera en conseil royal.

XIII. — Les docteurs en médecine ou en chirurgie, reçus dans des Facultés étrangères, qui désirent obtenir le même grade dans une des trois Facultés de France, sont tenus de subir *toutes les épreuves* du doctorat. C'est-à-dire les cinq examens et la thèse. — Pour obtenir leur seize inscriptions, équivalentes aux quatre années d'études exigées pour le doctorat, ils devront faire preuve de six années d'études dans ces universités. Leur demande pour obtenir ces inscriptions doit être adressée au ministre de l'Instruction publique.

CHAPITRE V.

ÉCOLES PRÉPARATOIRES. — CONDITIONS D'ADMISSION, — ÉTUDES. — EXAMENS.

———

I. — Ces écoles sont établies dans les villes suivantes :

Amiens.	Marseille.
Angers.	Nancy.
Arras.	Nantes.
Besançon.	Orléans.
Bordeaux.	Poitiers.
Caen.	Reims.
Clermont.	Rennes.
Dijon.	Rouen.
Grenoble.	Tours.
Limoges.	Toulouse.
Lyon.	

II. — Les quatre hôpitaux militaires d'instruction de Paris, de Lille, de Metz et de Strasbourg, sont considérés comme écoles secondaires.

Les cinq hôpitaux de marine de Brest, Cherbourg, Rochefort, Lorient et Toulon jouissent des mêmes droits.

III. — La discipline des écoles préparatoires est la même que celle des Facultés. Pour y être admis, il faut avoir seize ans accomplis, savoir lire et écrire correctement en français, expliquer au moins les auteurs latins que l'on voit en troisième, et posséder les quatre règles d'arithmétique·

IV. — Les inscriptions sont prises dans les écoles préparatoires, comme dans les Facultés, c'est-à-dire par trimestre. Chacune d'elles coûte 35 fr.

V. — Les études dans les écoles préparatoires sont divisés en études de premières, de seconde, de troisième et de quatrième année.

VI. — Les étudiants de *première année* sont tenus de suivre, pendant le semestre d'hiver, les cours de *chimie médicale* et de *pharmacie*, d'*anatomie* et les *dissections*; et pendant le semestre d'été ceux d'*histoire naturelle médicale* et de *physiologie*. Ils doivent en outre assister, à dater du mois d'avril, aux visites des hôpitaux, pour se familiariser avec les objets qui sont du ressort de la petite chirurgie.

VII. — Les étudiants de *seconde année* suivent en hiver l'*anatomie* et les *dissections*, la *patho-*

logie et la *clinique externes*, et pendant le semestre d'été, la *physiologie*, la *pathologie* et la *clinique externes*, et la *pathologie interne*.

VIII. — Les étudiants de *troisième année* assistent pendant l'hiver aux cours de *pathologie* et de *clinique externe* et de *pathologie interne*, et continuent à disséquer : pendant l'été, ils suivent les cours de *pathologie internes* et *externe*, de *médecine opératoire*, d'*accouchements* et de *clinique interne*.

IX. — Les étudiants de *quatrième année* sont tenus de suivre pendant le semestre d'hiver la *pathologie* et la *clinique internes*, et les *accouchements* ; et pendant le semestre d'été la *médecine opératoire*, la *matière médicale* et la *clinique interne*.

X. — Tous les ans, à la fin d'août, les élèves ayant pris quatre, huit, douze ou seize inscriptions dans les écoles préparatoires de médecine, sont tenus de subir, sans frais, un examen de trois quarts d'heure sur la matière des cours qu'ils ont dû suivre, conformément au programme mentionné dans les articles précédents.

XI. — Les étudiants qui ont satisfait à ces examens reçoivent un certificat qui ne leur confère aucun grade, sur le vu duquel seulement ils peuvent être admis à prendre de nouvelles inscriptions dans les écoles préparatoires, et à échanger contre des inscriptions de Faculté celles qu'ils ont prises dans ces écoles. Le certificat à obtenir après examen est exempt de tous droits et délivré sous le visa du recteur.

XII. — Les élèves qui n'ont pas satisfait à ces examens peuvent, après un délai qui n'est pas moindre de trois mois, se présenter pour les subir de nouveau et recevoir, s'il y a lieu, le certificat ci-dessus mentionné.

Chaque examen est fait par un jury composé de trois professeurs titulaires, adjoints ou provisoires, choisis par le recteur, sur la proposition du directeur de l'école, dans les séries d'enseignement correspondantes aux matières dudit examen.

CHAPITRE VI.

FACULTÉ DE MÉDECINE DE PARIS (1). — DISSECTIONS. — PROSECTEURS ET AIDES D'ANATOMIE.—CHEF DE CLINIQUE.

Dissections.

I. — Les dissections ont lieu dans six pavillons désignés par les lettres A, B, C, D, G, H.

II. — Dans ces pavillons sont admis : 1° les professeurs particuliers d'anatomie ; 2° les élèves inscrits à la Faculté. Le pavillon H est consacré à la préparation des cours des professeurs particuliers. Les autres pavillons sont destinés aux travaux anatomiques des élèves.

III. — Les élèves de l'école pratique sont partagés en deux séries. Chaque série est placée dans un des pavillons A, B, C, D, sous la direction d'un prosecteur ou d'un aide d'anatomie qui prend le titre de chef de pavillon. Celui-ci séjourne

____

(1) Voyez pour les cours de la Faculté, les réglements et les prix de l'École pratique, etc., le livre Iᵉʳ.

de midi à quatre heures dans le pavillon qui lui est confié et s'occupe exclusivement, pendant ce temps, des élèves placés sous sa direction.

IV. — Les autres élèves peuvent, sur leur demande et moyennant 30 fr. pour toute la saison, participer aux travaux des élèves de l'Ecole pratique. Ils sont alors soumis aux mêmes règles et inscrits sur la liste d'un des chefs du pavillon. Ceux qui désirent disséquer seuls sont, comme par le passé, inscrits en séries de cinq.

V. — Chaque professeur particulier a droit à un sujet entier et à une ouverture par mois. Chaque chef de pavillon reçoit, par mois, trois cadavres, pour chaque série de dix élèves. Enfin les élèves inscrits en série sont servis dans l'ordre de leur inscription et lorsque leur tour arrive. Mais les cadavres ne leur sont distribués que sur la signature de quatre des élèves qui composent la série appelée.

VI. — A la distribution des sujets, l'appel se fait dans l'ordre suivant : 1º les services de l'École, 2º les professeurs particuliers, 3º les chefs de pavillon, 4º les élèves inscrits en série.

Prosecteurs, aides d'anatomie.

VII. — Les prosecteurs au nombre de trois

sont chargés de seconder les professeurs d'anatomie et de médecine opératoire.

VIII. — Ils sont nommés au concours pour deux ans.

IX. — Leur traitement est de 1,200 fr. pour les deux premiers, et de 700 fr. pour le troisième.

X. — Les aides d'anatomie, au nombre de quatre, secondent les prosecteurs et les remplacent en cas d'absence ou de maladie. Sous le nom de chefs de pavillons, ils dirigent les élèves dans leurs dissections.

XI. — Ils sont nommés au concours. Leur traitement est de 500 fr. par an. Le titre de docteur et l'emploi de chef de clinique excluent du concours pour les places de prosecteurs et d'aides d'anatomie.

Chefs de clinique.

XII. — Les chefs de clinique ont pour fonctions de seconder les professeurs de clinique interne de la Faculté.

XIII. — Ils sont nommés par le doyen sur la présentation des professeurs de clinique. Leur traitement est de 600 fr. La durée de leurs fonctions est de deux années.

XIV. — Ils sont choisis de préférence parmi les jeunes docteurs qui ont été internes dans les hôpitaux, qui se sont le plus distingués dans leurs études et ont remporté les prix Corvisart, des hôpitaux ou de l'École pratique.

CHAPITRE VII.

PRIX CORVISART. — PRIX MONTHYON.

———

Prix Corvisart.

I. — Le prix d'encouragement fondé par le professeur Corvisart consiste en une médaille d'or de la valeur de 400 fr. Tous les élèves de la Faculté sont admis à concourir pour ce prix.

II. — Une question de médecine-pratique est au commencement de chaque année, proposée par les professeurs aux élèves des cliniques internes : les élèves doivent en chercher la solution exclusivement dans les faits qui se passent sous leurs yeux dans les salles de la clinique.

III. — Les élèves qui désirent concourir pour ces prix doivent, au commencement de chaque année, se faire inscrire à cet effet dans l'une des cliniques internes. Le professeur leur désigne un ou plusieurs numéros de lits, et l'élève doit recueillir les observations de tous les malades qui y sont successivement admis.

IV. — Du 15 août au 1er septembre de chaque année, chacun des concurrents remet au bureau de la Faculté, 1° les observations recueillies au numéro du lit qui lui a été désigné ; 2° la réponse à la question proposée.

Un jury est chargé de présenter un rapport sur ces travaux, et de soumettre à la sanction de la Faculté les noms des concurrents qu'il juge dignes d'obtenir des médailles.

Prix Monthyon.

V. — Une médaille d'or d'une valeur de 400 fr. est accordée chaque année, par la Faculté de médecine de Paris , à l'auteur du meilleur mémoire sur la maladie qui a prédominé dans l'année précédente.

VI. — Les mémoires des candidats doivent être déposés au bureau de la Faculté avant le 1er août.

CHAPITRE VIII.

CHIRURGIE MILITAIRE. — ÉLÈVES. — SOUS-AIDES.

Hôpitaux militaires ; conditions d'admission.

I. Trois hôpitaux militaires d'instruction sont établis dans les villes de Strasbourg, Metz et Lille, et un un hôpital de perfectionnement à Paris.

II. L'emploi de chirurgien élève, les grades de chirurgien sous-aide, de chirurgien aide-major et de pharmacien aide-major, sont donnés au concours.

Les emplois de médecin adjoint et de professeur sont également donnés au concours.

Élèves.

III. Tous les ans, du 1er au 30 août, il est ouvert à Paris, Metz, Strasbourg, Lille, Lyon et autres villes que désigne le ministre de la guerre, un concours public pour l'admission d'un nombre déterminé de chirurgiens élèves.

IV. Les candidats doivent se faire inscrire à l'intendance militaire de l'une des villes où le concours a lieu.

V. Nul ne peut se présenter au concours, s'il ne justifie :

1° Qu'il est Français; 2° qu'il avait plus de seize ans, et moins de vingt-trois ans, au 1°, janvier de la présente année; 3° qu'il est pourvu du diplôme de bachelier ès-lettres ; 4° qu'il n'est atteint d'aucune infirmité qui le rende impropre au service militaire.

Tout candidat doit présenter un acte en bonne forme, par lequel ses parents ou son tuteur s'engagent à pourvoir à son entretien pendant toute la durée de ses études.

VII. Les candidats qui ont été appelés par leur âge à satisfaire à la loi sur le recrutement doivent justifier de leur position à cet égard, au moyen d'un certificat délivré par l'autorité civile du domicile de leurs parents.

VIII. Les candidats devront se rendre, à leur frais, dans la ville où ils se seront fait inscrire pour être examinés.

IX. Les étudiants en médecine qui satisferaient aux diverses conditions exigées par le présent programme peuvent concourir dans les villes de Paris, Lille, Metz, Strasbourg ou Lyon :

1° Pour entrer directement en première division dans les hôpitaux d'instruction, et, par conséquent, venir à l'hôpital de perfectionnement, à Paris, après une seule année d'étude, ceux qui ont passé d'une manière satisfaisante leur premier examen pour le doctorat, ou l'examen final de première année ;

2° Pour entrer dans l'hôpital de perfectionnement à Paris, et concourir pour le grade de chirurgien sous-aide après une seule année d'étude, ceux qui ont passé d'une manière satisfaisante les deux premiers examens pour le doctorat.

X. — Les étudiants en médecine qui ont pris leur première inscription postérieurement au 1er novembre 1846 et qui désireraient concourir aux conditions sus-énoncées, pour entrer directement en première division dans les hôpitaux d'instruction, devront produire le diplôme de *bachelier ès-sciences* et avoir subi, *devant une Faculté de médecine*, l'examen de fin d'année prescrit par l'arrêté universitaire du 7 septembre 1846.

XI. — Le concours pour l'admission directe à l'hôpital de perfectionnement se compose :

1° D'une *composition écrite*. Question de pathologie externe ;

2° D'un *examen oral*. Question d'anatomie et de physiologie;

3° D'un *examen oral*. Question de pathologie interne;

4° De questions sur quelques substances thérapeutiques.

XII. — Le concours pour l'admission en première division dans les hôpitaux se compose :

1° D'une *composition écrite*. Question d'histoire naturelle médicale tirée du règne organique ;

2° D'un *examen oral*. Question d'anatomie et de physiologie ;

3° D'une question de chimie inorganique et de physique médicale ;

4° D'une question de botanique.

Cet examen sera complété :

1° Par la détermination de deux plantes et de deux substances médicinales simples ;

2° Par l'application méthodique de deux bandages ou appareils.

Dix minutes seront consacrées aux deux exercices pratiques, savoir cinq minutes pour chacun.

XIII. — Le concours pour l'admission en deuxième division dans les hôpitaux d'instruction se compose :

1° D'une *composition écrite*. Question d'histoire naturelle puisée dans les généralités de cette science ;

2° D'interrogations variées sur les préparations pharmaceutiques simples ;

3° D'interrogations variées sur les règles des pansements simples et la petite chirurgie ;

4° L'examen sera terminé par l'application d'un bandage simple.

XIV. — Les chirurgiens élèves de l'hôpital de perfectionnement reçoivent une indemnité annuelle de 600 fr., et ceux de première division dans les hôpitaux d'instruction, une indemnité également annuelle de 400 fr.

XV. — Les jeunes soldats pourvus d'un emploi de chirurgien-élève obtiennent un sursis de départ pendant toute la durée de leurs études, et jusqu'à leur promotion au grade de sous-aide. En cas de licenciement, ils sont incorporés dans un régiment, si la portion de la classe à laquelle ils appartiennent a été appelée à l'activité.

XVI. — Les élèves doivent être rendus, le 15 octobre, à l'hôpital d'instruction qui leur est assigné. Passé le délai du 1ᵉʳ novembre, ceux qui n'ont pas rejoint sont considérés comme démissionnaires et remplacés dans l'ordre de la liste générale, à moins qu'ils n'aient obtenu, pour cause légitime, l'autorisation de différer leur départ.

XVII. — Les étudiants en médecine ou élèves en pharmacie nommés, par suite du concours, à un emploi de chirurgien élève, ont droit à une indemnité de route, fixée à un franc par étape, pour se rendre de leur résidence, à l'hôpital militaire d'instruction qui leur est désigné.

XVIII. — La durée du cours complet d'instruction est de trois ans : deux ans aux hôpitaux d'instruction, un an à l'hôpital de perfectionnement.

XIX. — Dans les hôpitaux d'instruction, les élèves sont répartis en deux divisions :

La seconde division comprend les élèves nouvellement admis.

La première division se compose des élèves qui ont complété les cours de la deuxième division.

XX. — Les élèves passent de la seconde division à la première, d'après un examen qu'ils subissent à la fin de chaque année scolaire.

Les élèves de la première division qui ont achevé les cours, subissent des examens pour passer à l'hôpital de perfectionnement à Paris.

XXI. — Les examens que les élèves ont à subir pour passer de la deuxième division à la première division, et de la première division à l'hôpital de perfectionnement, ont lieu chaque année au mois d'août, d'après un programme arrêté par le conseil de santé, approuvé par le ministre de la guerre et transmis aux professeurs des hôpitaux d'instruction, par l'intermédiaire de l'intendant militaire.

XXII. — Les élèves qui ne peuvent satisfaire aux examens pour passer à l'hôpital de perfectionnement sont licenciés.

XXIII. — Dans les hôpitaux d'instruction et de perfectionnement, les élèves sont soumis à la discipline militaire.

XXIV. — Lorsqu'un élève a commis une faute assez grave pour être licencié, la proposition du licenciement est soumise par l'intendant militaire au ministre de la guerre, qui prononce; elle est accompagnée d'un rapport motivé des officiers de santé en chef de l'hôpital d'instruction ou de perfectionnement, et de l'avis du sous-intendant militaire.

Des chirurgiens sous-aides.

XXV. — Nul ne peut être nommé chirurgien-sous-aide s'il n'a servi comme élève au moins deux ans dans les hôpitaux d'instruction, et un an dans l'hôpital de perfectionnement.

XXVI. — Chaque année, au mois d'août, les élèves de l'école de perfectionnement subissent, d'après un programme arrêté par le conseil de santé et approuvé par le ministre de la guerre, un concours, qui a pour but de faire connaître les élèves susceptibles d'être promus au grade de chirurgien sous-aide.

XXVII. — Le jury d'examen est composé d'un inspecteur du service de santé *président*, de deux professeurs, et de deux officiers de santé désignés par le ministre de la guerre.

XXVIII. — Après le concours, le jury forme la liste générale, par ordre de mérite, des élèves jugés admissibles au grade de chirurgien sous-aide.

XXIX. — Les notes tenues sur la conduite des élèves entrent en ligne de compte pour le classement de cette liste.

XXX. — Les élèves qui après deux ans d'étude, à l'hôpital de perfectionnement, ne peuvent satisfaire aux examens de sortie sont licenciés.

XXXI. — La liste des élèves jugés admissibles

au grade chirurgien sous-aide est adressée par l'intendant militaire au ministre, qui, après l'avoir approuvée, la rend publique par la voie du journal militaire.

XXXII. — Les élèves portés sur cette liste sont pourvus, savoir:

Les quatre premiers candidats inscrits, des emplois de chirurgiens-sous-aides vacants dans les hôpitaux d'instruction.

Les autres candidats, par ordre d'inscription , des emplois de chirurgiens-sous-aides vacants dans les hôpitaux ordinaires.

XXXIII. — Les chirurgiens-sous-aides des hôpitaux ordinaires passent, deux tiers à l'ancienneté et un tiers au choix, dans les hôpitaux d'instruction, au fur et à mesure des vacances.

XXXIV. — Les éléments du choix sont: les notes obtenues pendant que le sujet était élève, le rang de sortie de l'hôpital militaire de perfectionnement pour devenir sous-aide , la manière actuelle de servir ; enfin le nombre des examens passés devant la faculté , ou le titre acquis de docteur en médecine.

XXXV. — Les élèves promus au grade de chirurgien-sous-aide comptent comme service effectif, pour la retraite et la réforme le temps

qu'ils ont passé en qualité d'élèves dans les hôpitaux d'instruction et de perfectionnement, depuis qu'ils ont atteint leur dix-huitième année.

XXXIV. — Les chirurgiens-sous-aides, mis à
l'ordre du jour de l'armée ou de la division, pour
actes de courage et de dévouement constatés,
peuvent être promus au grade d'aide-major, sans
passer par les hôpitaux de perfectionnement, s'ils
sont docteurs en médecine.

S'ils ne sont pas pourvus de ce titre, ils peuvent être envoyés directement à l'hôpital de perfectionnement lors des vacances.

*Valeur des études et du service des chirurgiens
militaires pour la prise de leurs inscriptions
dans les facultés de médecine.*

XXXVII. — Les élèves en médecine admis dans
le service de santé militaire, soit comme chirurgiens élèves, soit comme chirurgiens-sous-aides
ou aides-majors commissionnés, obtiendront la
concession gratuite de toutes leurs inscriptions et
du droit de sceau, en souscrivant l'engagement de
se vouer pendant quinze ans au moins au service
de santé militaire.

XXXVIII. — Les mêmes avantages sont accor-
dés aux élèves qui auraient été admis dans le ser-

vice de santé de la marine, comme chirurgiens de première, de deuxième ou de troisième classe, et qui se voueraient pendant quinze ans au moins au service de santé de la marine.

XXXIX. — Les élèves en médecine ou en chirurgie des armées, s'ils fournissent la preuve qu'ils ont suivi les cours de médecine établis dans les hôpitaux d'instruction militaire ou de la marine, peuvent faire compter chacune de ces années d'études pour une passée dans les écoles de médecine. Le service comme élèves, ailleurs que dans les hôpitaux d'instruction militaire ou de marine, n'est point compté pour temps d'études.

XL. — Lorsqu'un officier de santé militaire désire réclamer les inscriptions auxquelles lui donnent droit ses services, il doit préalablement demander au ministre de la guerre un état de ses services, et l'adresser ensuite directement au ministre de l'instruction publique, en sollicitant l'allocation des inscriptions auxquelles il a droit.

XLI.—L'officier de santé militaire inscrit pour subir ses examens, a le droit de les subir hors tour et avant les autres candidats. Il doit, s'il désire user de cette prérogative, indiquer en marge du registre d'inscription sa qualité de chirurgien militaire.

CHAPITRE IX.

CHIRURGIE DE MARINE.

Extrait de l'ordonnance royale du 17 juillet 1835, sur le service de santé de la marine.

I. — Nul ne sera admis à concourir pour le grade de chirurgien de 3e classe, s'il n'est âgé de 18 ans révolus, ou s'il est âgé de plus de 23 ans ;

S'il n'est exempt de toute infirmité susceptible de rendre impropre au service de la mer ;

S'il n'est pourvu du diplôme de bachelier ès-lettres ;

S'il ne justifie avoir satisfait à la loi du recrutement, dans le cas où il aurait été appelé au service militaire en vertu de cette loi.

Extrait du règlement du 23 juillet 1836.

I. — Les conditions relatives à l'admission des étudiants sont les mêmes que celles qui sont établies pour les facultés de médecine.

II. — Le titre d'élève interne peut être conféré par le conseil de santé, après l'approbation du Préfet maritime, à des étudiants âgés de moins de 22 ans, pourvus du diplôme de bachelier ès-lettres, qui ont suivi l'enseignement pendant six mois comme étudiants dans les hôpitaux de la marine, et qui ont subi le concours déterminé par l'article 27 du présent règlement.

III. — Les élèves internes ne peuvent être employés en cette qualité que jusqu'à l'âge de 23 ans révolus.

IV. — Le conseil de santé de la marine dirige l'école de médecine dans chacun des ports de Brest, Toulon et Rochefort.

V. — Les concours pour les places vacantes dans le service des ports seront ouverts au mois d'avril et au mois d'octobre de chaque année.

Le jour d'ouverture de chaque concours sera fixé par le Préfet, sur les propositions du conseil de santé. Le Préfet en donnera avis, deux mois à l'avance, dans les chefs-lieux des quatre autres arrondissements.

VI. — Les examens portent sur les matières déterminées ci-après :

1er EXAMEN. — (Sujets à traiter verbalement.)

Énumération et description des régions de l'extérieur de l'homme.
Ostéologie. Enumération des viscères.

2e EXAMEN. — (Sujets à traiter verbalement.)

Règles générales des pansements; de l'application des bandages et opérations de petite chirurgie.

3e EXAMEN. — (Sujet à traiter par écrit.)

Principes de chirurgie.

POUR LE GRADE DE CHIRURGIEN DE 3e CLASSE.

1er EXAMEN. — (Sujets à traiter verbalement.)

Ostéologie, syndesmologie, myologie, angéiologie, position absolue et relative des viscères.

2e EXAMEN. — (Sujets à traiter par écrit.)

Eléments de minéralogie, de botanique et de zoologie.

3e EXAMEN. — (Sujets à traiter verbalement.)

Chirurgie élémentaire.
Application de bandages. } Théorie et pratique.
Pharmacie extemporanée.

4e EXAMEN. — (Sujet à traiter par écrit.)

Eléments de pathologie externe.

FIN.

TABLE DES MATIÈRES.

LIVRE SECOND.

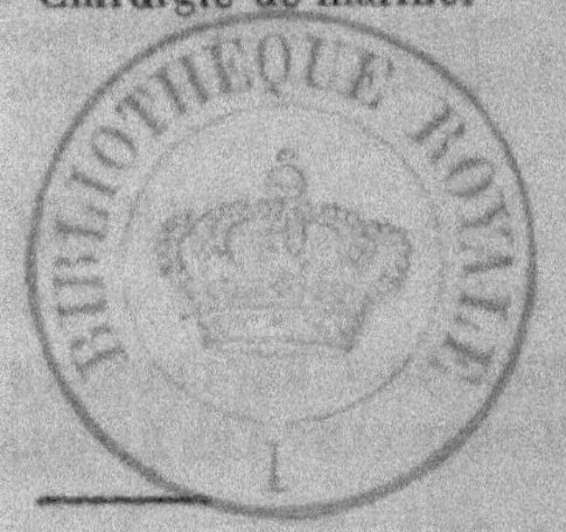